第二の認知症

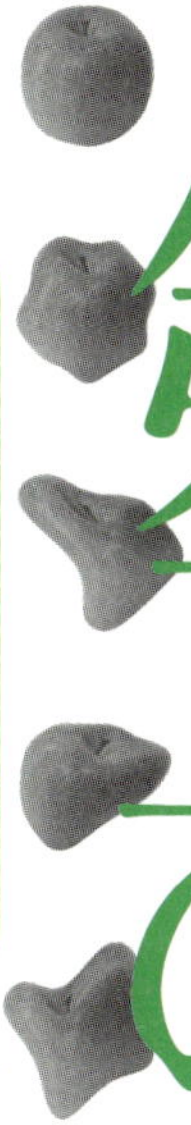

増えるレビー小体型認知症の今

著◆Kosaka Kenji［精神科医、レビー小体型認知症の発見者］小阪憲司
執筆協力◆Ozaki Junro 尾崎純郎

紀伊國屋書店

まえがき

「レビー小体型認知症」は、1976年以降の筆者らの一連の研究報告により世界的に知られるようになった認知症である。1995年には、レビー小体型認知症に関する第1回国際ワークショップが開かれるとともにその病名が提唱され、翌年には診断基準が発表されることになった。それ以降さらに注目されることとなり、わずか15年ほどで、レビー小体型認知症はアルツハイマー型認知症や脳血管性認知症とともに〝三大認知症〟とよばれるに至っている。

わが国で、レビー小体型認知症の人は64万人もいると推計されている。このように極めて頻度が高い認知症であるにもかかわらず、まだ広く知られているとはいえない。また、診断が難しいために誤診されたり、適切な治療が行われずに苦しんでいる人やその家族が少なくない。

「これほどたくさんいて、しかも重要な認知症であるにもかかわらず、この病気についての情報があまりにも少ないことに大きな疑問をもっていました。ぜひ本を出版してほしい」。本書は、親御さんがレビー小体型認知症になった知人からの強い要望に応えて執筆したものである。レビー小体型認知症に関する一般書籍は、筆者が上梓した『知っていますか？ レビー小体型認知症』（レビー小体型認知症家族を支える会編集）があるだけで、アルツハイマー型認知症や認知症全般の書籍に比べるとあまりにも少なすぎる。そこで筆者らは、この本を通して啓発活動をさらに展開したいと思っている。

レビー小体型認知症は、早期に発見して早期に適切な治療が要求される認知症である。また、症状が多彩で、介護が難しく、本人およびその家族のＱＯＬ（生活の質）が障害されやすい。したがって、読者には、まずこの病気について十分に知ってほしいと願うところである。

最後に、本書の出版にあたっては、執筆協力者の尾崎純郎さんと、発行元である紀伊國屋書店の有馬由起子さんから多大なご協力をいただいた。お二人に心から深謝の意を表したい。

著者●小阪憲司

part I 認知症という病気

part II

レビー小体型認知症を知っていますか？・

part III

レビー小体型認知症の診断と治療

part IV レビー小体型認知症をかかえて生きる人たち

part V

レビー小体型認知症、その介護と生活の工夫

part VI レビー小体型認知症をめぐる課題

column

part I

認知症という病気

1 認知症をめぐるプロローグ

痴呆から認知症へ

「痴呆」という言葉が侮蔑的とされ、「認知症」へと名称が変更されることになって早いもので7年が経つ。今ではすっかり「認知症」という名前は市民権を得た観がある。

その「痴呆」から「認知症」への名称変更が厚生労働省主導の下で決まったのは2004年12月24日のこと。当時、有識者らによる検討委員会が組織されるとともに、広く国民に新ネーミング案を募った。国民から届いた意見は6300件以上にのぼった。最終的にノミネートされたのは6つだった。「認知障害」「認知症」「記憶障害」「記憶症」「もの忘れ症」「アルツハイマー（症）」。

結果的に「認知症」が採用されることになったわけだが、これらの中に「アルツハイマー（症）」という名前が入っていたのが驚きだった。従来、痴呆はさまざまな原因疾患に基づく症候群の総称と定義されているものの、7年前はアルツハイマー病を痴呆と同義と考える一般市民が多くいたと同時に、有識者や専門家のなかにもそう主張した者が少なからずいた。この意見がもし通っていたら、アルツハイマー病以外のレビー小体《しょうたい》型《がた》認《にん》知《ち》症《しょう》や脳血管性認知症などは今頃どうなっていたことだろう。

「認知症大国」日本

テレビや新聞などのメディアでは、認知症をテーマにした情報を目にしない日はないほどである。一昔前では想像もできなかった状況だ。今後、わが国では認知症の人が毎年10万人ずつ増えていくと予想されている。その意味では、日本はまさに「認知症大国」といえなくもない。

　認知症の研究機関の1つである「認知症介護研究・研修東京センター」の推計によれば、現在、日本における認知症の高齢者の数はおおよそ270万人。これは、高齢者（65歳以

認知症の有病率

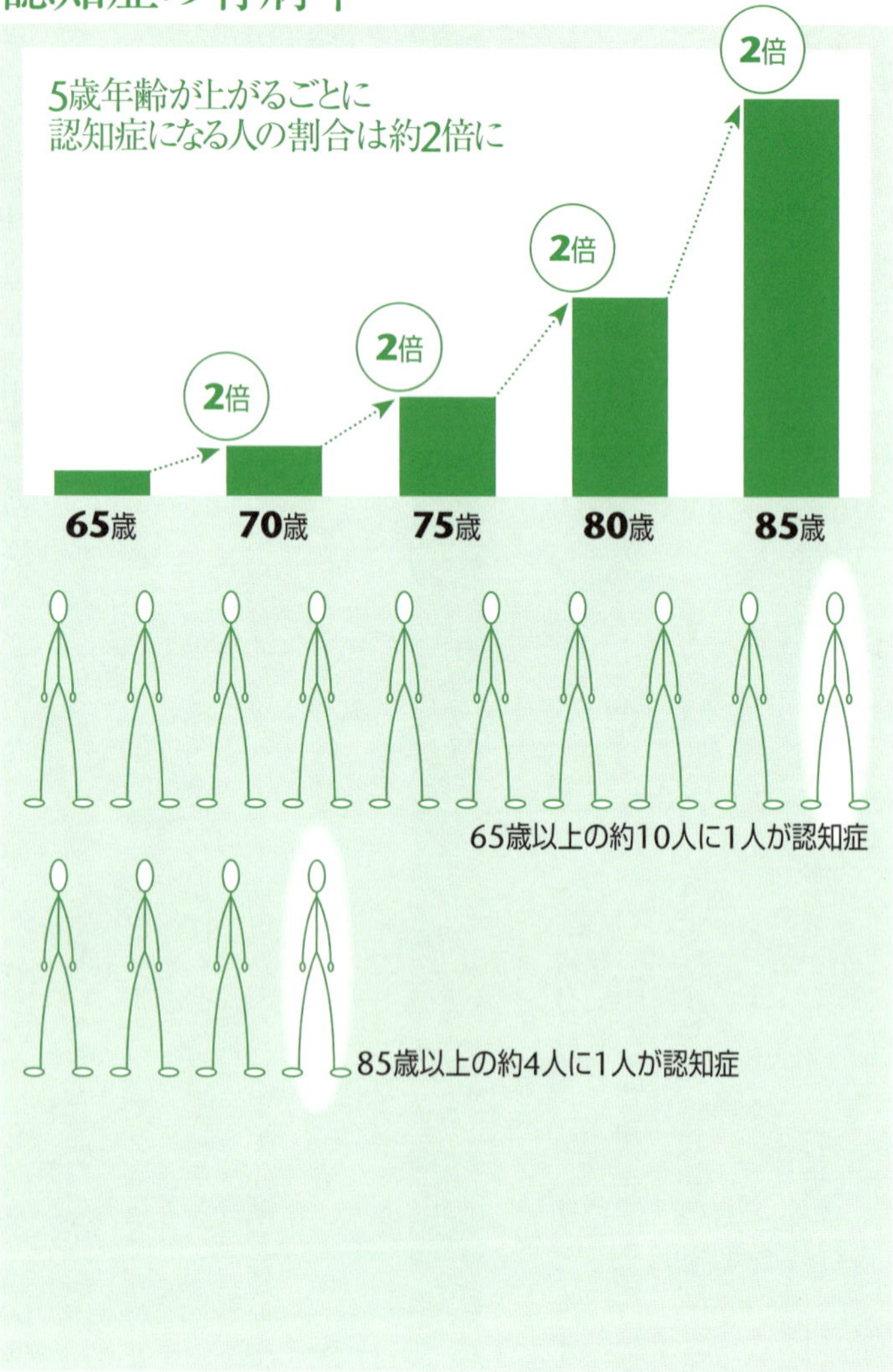
5歳年齢が上がるごとに
認知症になる人の割合は約2倍に
2倍
2倍
2倍
2倍
65歳
70歳
75歳
80歳
85歳
65歳以上の約10人に1人が認知症
85歳以上の約4人に1人が認知症

上）１００人あたり９人に相当する。ただ、識者のなかには、実際は３００万人を確実に超えていると考える者も多い。なお、正確な数字を把握するのは不可能だが、世界には認知症の人が３５００万人以上（米国で５００万人以上、英国で80万人以上）いるといわれている。

認知症はいうまでもなく病気であり、若い人にも発症するものだが、認知症になる大きな要因は「加齢」である。年をとること、それが認知症の引き金となる。65歳以上の人をみた場合、年齢が5歳増すごとに、認知症の人の割合は2倍ずつ上がっていくといわれている。85歳以上になると、おおよそ４人に１人が認知症になることが知られている。

2 認知症とは

認知症は病気である

誰もがなりたくないと思ってはいても、認知症はすべての人に起こりうる。決して人ごとではない。職業も社会的地位も経済力もＩＱも関係なく――。米国のレーガン大統領も英国のサッチャー首相も、晩年、認知症をかかえるようになったことはよく知られているとおりだ。

さて、認知症とは何だろう。単なるもの忘れとは違うとわかっているものの、正確に説明できる人は多くない。認知症を定義づける要件は、一般に「原因となる疾患があること」「脳に器質的＊な変化があること」「広範かつ継続的に認知機能の低下があること」「社会生活に障害があること」などとされる。

人は、40~50歳代くらいからもの覚えが悪くなったり、人名や地名をなかなか思い出せなくなったりする。ただし、こうした記憶に関する頭のはたらきの低下は、脳が老化していくことによって誰にでも生じてくる現象である。

それに対して、認知症は、脳の神経細胞が壊れることによって起こる〝病気〟である。認知症になると、記憶に伴う種々の障害がみられる他、時間・場所・人物・物の名前がわからなくなる、理解力や判断力が低下する、言葉のやりとりが難しくなる、字が書けなくなる、計算ができなくなるなどの認知機能の障害が現れ、徐々に日常生活に支障をきたすようになる。具体的には、着替える、目的地に行く、電話をかける、排泄するなど、今まで当たり前にできていた行為が困難になっていく。

＊器質的
特定の部位に特定の病変を見出すことができるもの。

たとえば、アルツハイマー型認知症は、神経細胞の脱落や脳の萎縮などが確認できるため、「器質性疾患」といわれる。

一方、「機能性疾患」とは、機能・はたらきが低下して起こる病気を指す。うつ病や統合失調症はこれに該当する。

認知症の原因になる主な病気

	原因になる病気
脳の変性によるもの	アルツハイマー病、レビー小体病、前頭側頭葉変性症、ハンチントン病、大脳皮質基底核変性症
脳血管障害によるもの	脳梗塞、脳出血、ビンスワンガー病
内分泌・代謝性のもの	甲状腺機能低下症、ビタミンB_{12}欠乏症、肝性脳症、透析脳症、低酸素症
中毒性のもの	薬物・金属・有機化合物などの中毒、アルコール依存症
感染性のもの	クロイツフェルト・ヤコブ病、脳炎、髄膜炎、脳梅毒、エイズ
腫瘍によるもの	脳腫瘍、転移性腫瘍
外傷性のもの	頭部外傷、慢性硬膜下血腫、ボクサー脳症
その他	正常圧水頭症、多発性硬化症、ベーチェット病

認知症にはさまざまな種類がある

年をとると認知症になるリスクは高まるわけだが、誰でも認知症になるわけではない。認知症の発症には、必ず原因となる病気や障害が存在する。その病気・障害によって認知症が引き起こされるのだ。その原因とされるものを数えると、70〜100種類もあるといわれている。

高齢者の場合、多種ある認知症のなかでもっとも多いのが、アルツハイマー型認知症である。認知症のなかの〝横綱〟ともいえ、約50％を占める。アルツハイマー型認知症に次いで多いのが、本書のメインテーマであるレビー小体型認知症だ。約20％がそれである。3番目が脳血管性認知症で、おおよそ15％くらいと推計される。

したがって、この「アルツハイマー型」「レビー小体型」「脳血管性」の3タイプの認知症を指して、「三大認知症」といわれる。ちなみに、「四大認知症」といった場合には、これらに前頭側頭型認知症が加わることになる。

三大認知症

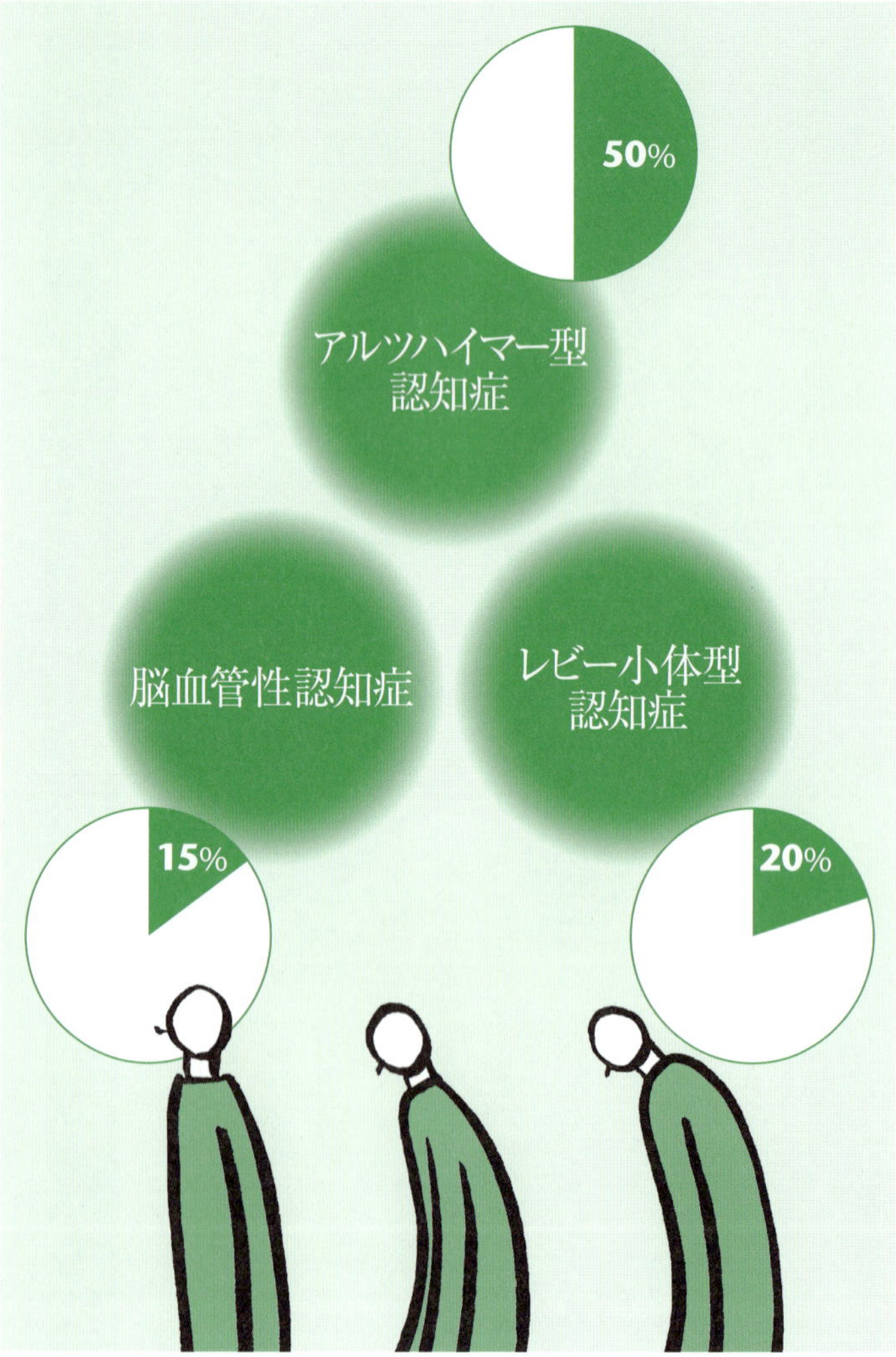
50%
アルツハイマー型
認知症
脳血管性認知症
レビー小体型
認知症
15%
20%

アルツハイマー型認知症とは

今日、広く知られているアルツハイマー型認知症（アルツハイマー病＊）は、ドイツの精神神経科医、アロイス・アルツハイマー（Alzheimer, A）（１８６４〜１９１５）によって１９０６年に発見された。今から１００年以上前のことだが、この病気が後にこれほどポピュラーかつ世界的課題になるとは、アルツハイマー自身も予想しなかったことだろう。

アルツハイマー型認知症は、記憶障害を主とし、さまざまな認知機能に障害をきたす病気だ。有名な米国のＤＳＭ-Ⅳという精神疾患に関する診断基準によれば、記憶障害だけ

＊アルツハイマー病
アルツハイマー型認知症と同義で用いられる場合がほとんどだが、アルツハイマー型認知症の原因疾患名として使うほうが正しい。かつては、60歳未満で発症する認知症が「アルツハイマー病」とされ、高齢者に多い認知症（老人性痴呆）とは別の病気と考えられていた。

でなく、「失語《しつご》」「失行《しっこう》」「失認《しつにん》」「実行機能障害」のどれか1つが認められることが要件とされている。こうした認知障害は、認知症になれば必ず中心的に存在することから、一般に「中核症状」とよばれる。

アルツハイマー型認知症特有のもの忘れ

「記憶障害」は、アルツハイマー型認知症の典型的な症状の1つだ。私たちも加齢に伴ってもの覚えが悪くなる、人の名前が思い出せない、「あれ」「それ」といった指示代名詞が多くなるなどはしばしば経験するが、これは年相応の現象である。アルツハイマー型認知症の記憶障害は、それとは様相が異なる。

具体的な例をあげると、「1週間前の今日、何をしていたか」という問いに私たちはとっさには答えられないにしても、ヒントやきっかけがあれば思い出すことができる。一方、アルツハイマー型認知症の記憶障害では、「体験自体」をすっかり忘れてしまう。そのため、答えに結びつくヒントを得ても、たとえば「1週間前の今日、娘夫婦と孫と近所のファミリーレストランで食事をした」といった出来事をどうしても思い出すことができなくなる。

アルツハイマー型認知症の診断基準
［DSM-IV］

1
記憶障害がある

2
次のうち1つ以上ある
❶失語
❷失行
❸失認
❹実行機能障害

3
1および**2**の障害が、
社会的または職業的に
著しい障害を
引き起こしている

4
ゆるやかに発症し、
持続的に
認知機能が
低下している

5
1および**2**の障害は、
意識障害(せん妄)の
ときだけに
現れるものではない

出典＊米国精神医学会「DSM-IV(精神障害の診断と統計の手引き・第4版)」1994、抜粋

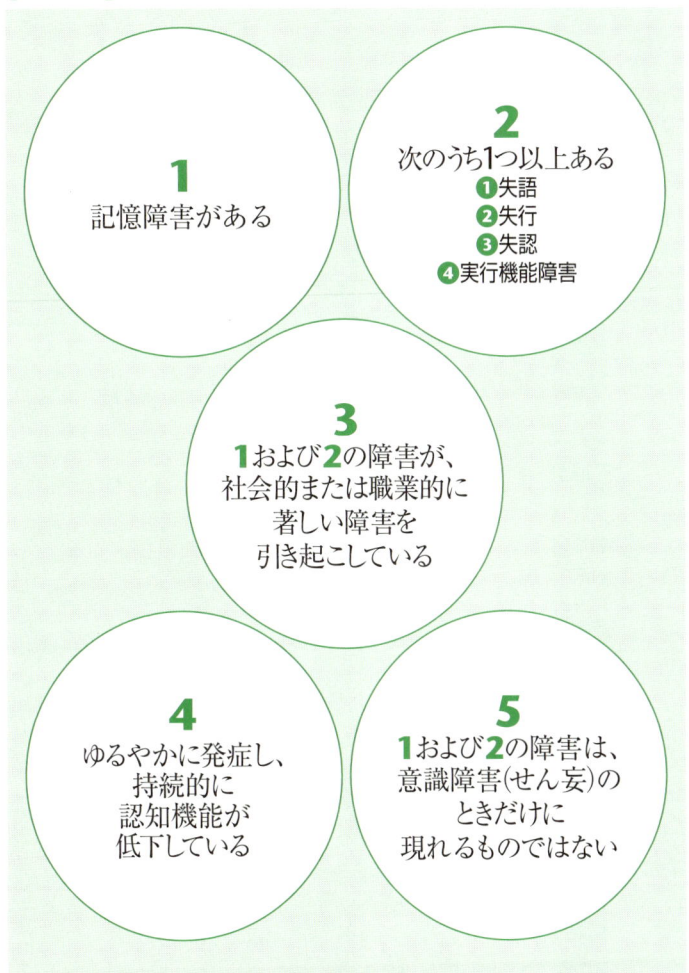

ある認知症の人はこう言っている。「健康な人は、忘れても思い出せるという確信がある。でも、私はいったん忘れてしまうと、もう二度と戻ってこない……」と。

人間の記憶というのは、①記銘（情報を入れ込む）、②保持（情報を保つ）、③想起（情報を引き出す）の3つの過程で成り立っている。健康な中高年の場合、3番目の「想起」に難が生じてくるが、認知症の人では、「記銘」や「保持」の段階においても障害をきたすようになる。「認知症の人にはもの忘れの自覚が少ない」といわれるのは、このように情報をインプットする時点ですでに支障があるためだ。

また、アルツハイマー型認知症の場合、記憶障害に特徴がある。直前や最近の出来事は忘れてしまうものの、昔の記憶は残っていることである。たとえば、戦時中の体験や自分が子どもの頃のエピソード、美智子妃の成婚パレードなどについてありありと覚えていたりする。

その他の認知障害

先に、DSM-Ⅳにおけるアルツハイマー型認知症の診断基準には、記憶障害以外にいくつかの認知障害があげられていることを述べた。

「失語」(いわゆる言語障害)は、言葉が出てこない、単語を思い出すことができない、相手の言葉を理解できないなどの障害である。そのため、失語をきたした認知症の人とはコミュニケーションが難しくなる。

「失行」は、運動機能自体は損なわれていないのに、動作や行為ができなくなることをいう。衣服の着替えができない、歯ブラシの使い方がわからない、トイレで排泄をする手順がわからないなど、これまで当たり前にできていた生活行為に支障をきたすようになる。図形や絵を模写できなくなるのも失行の1つで、これは「構成失行」とよばれる。

「失認」というのは、感覚機能が障害されていないのに、対象を理解したり把握したりすることができなくなることだ。失認には種々の分類があるが、なかでも「視空間失認」は、空間における物体の位置関係を把握できないといった現象としてみられる。たとえば、帰宅途中に道順がわからなくなったり、自宅のトイレの場所がわからなくなるといったものである。

その他に、「実行機能障害」(または「遂行機能障害」)といわれるものもある。実行機能とは、計画を立てる、順序立てる、抽象化するなど、状況を総合的に判断してそれにふさわしい行動をする力である。こうした力が損なわれることによって、たとえば料理ができない、客を家に招くための準備ができない、仕事の段取りができないなどといったことが生じる。

それ以外にも、字が書けなくなる、計算ができなくなる、物事を判断することができなくなる、複数のことに同時に注意をはらうことができなくなるという障害もある。たとえば、おつりの計算ができなくなることで、スーパーのレジで1万円札ばかり出すようになり、常に財布が小銭であふれているようなことになってしまう。

アルツハイマー型認知症の犯人説

アルツハイマー型認知症の病理学的な特徴は、肉眼的に脳の萎縮がみられることだが、発病する原因は十分に解明されてはいない。現在、発病の〝犯人〟としてもっとも有力視されている物質が「アミロイドβ《ベータ》蛋白《たんぱく》」だ。

アルツハイマー型認知症の脳には、「老人斑《ろうじんはん》」や「神経原線維変化《しんけいげんせんいへんか》」といったものが広範に認められる。シミのように見える老人斑は、毒性をもつアミロイドβ蛋白が集まって

発病は20年前から!?

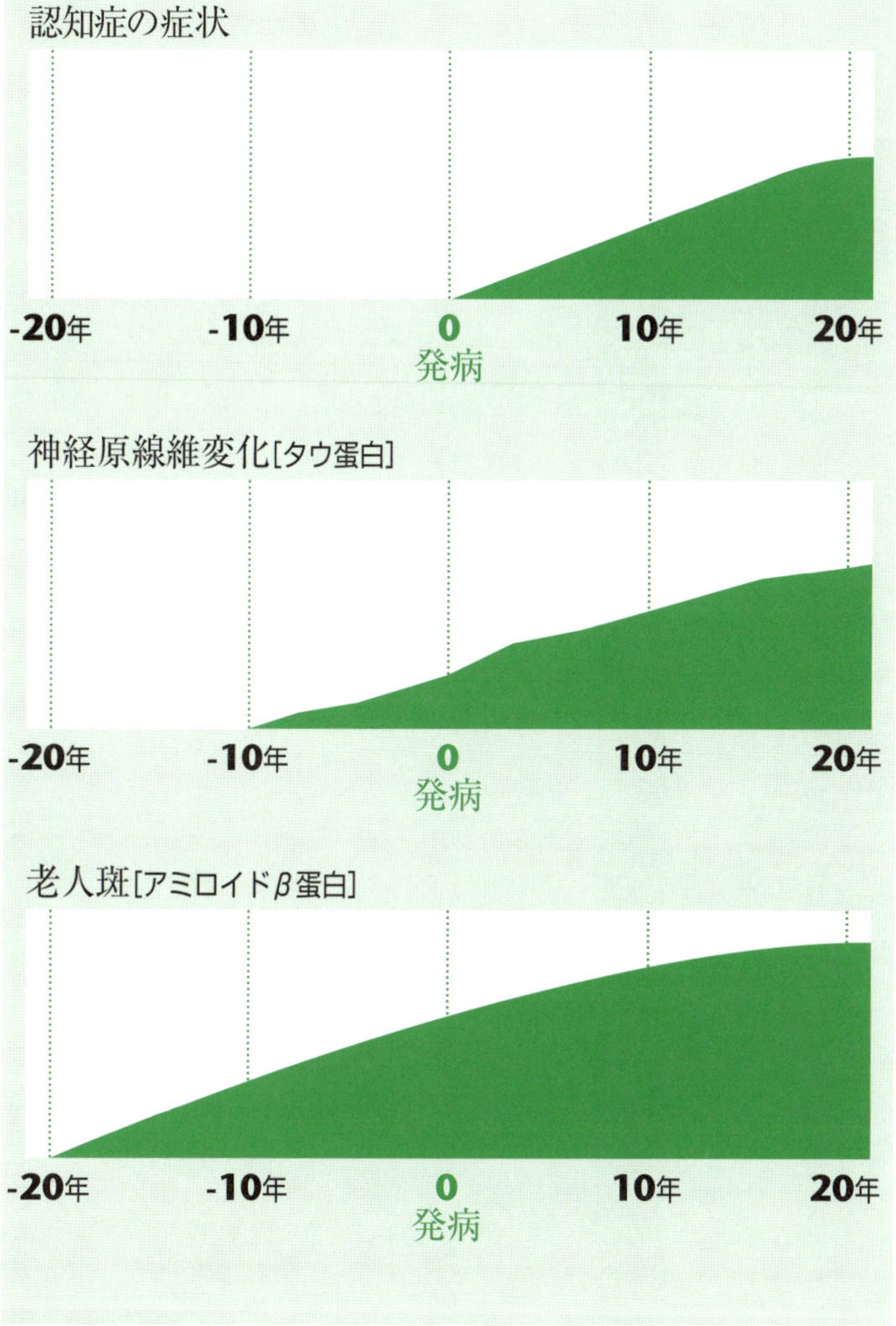
認知症の症状
-20年
-10年
0
発病
10年
20年
神経原線維変化[タウ蛋白]
-20年
-10年
0
発病
10年
20年
老人斑[アミロイドβ蛋白]
-20年
-10年
0
発病
10年
20年

できたものだ。また、神経原線維変化とは、タウ蛋白の代謝異常に伴って変性した神経線維の束である。

アミロイドβ蛋白が蓄積すると神経原線維変化が生じ、神経細胞死を引き起こし、その結果、脳の萎縮が進行し、アルツハイマー型認知症を発病させる。これが世界の多くの学者に支持されている「アミロイドカスケード仮説」である。ただ、この説については十分な確証が得られているわけではない。

ちなみに、アミロイドβ蛋白は、アルツハイマー型認知症を発病する20年以上前から徐々に蓄積されるといわれている。さらに、10年遅れで神経原線維変化が起き始めるとされる。発病は、何年もかけて水面下で進行しているのだ。

BPSDとよばれる言動

記憶障害を柱とする認知障害が「中核症状」とよばれることはすでに述べたが、その中核症状に伴ってみられやすいいくつかの言動はＢＰＳＤという。behavioral and psychological symptoms of dementiaの略で、直訳すると「認知症の行動と心理症状」となる。

具体的には、「同じことを何度も言う・尋ねる」「不安になる」「歩き回る」「イライラする・怒る」など、アルツハイマー型認知症の人に生じやすい言動を指す。ただし、ＢＰＳＤは、中核症状と異なり、すべての人にみられるわけではない。本人の性格・心身の状態、環境、周囲の者の関わり方などによって頻度・程度などは大きく異なる。

かつては、「弄便《ろうべん》」（大便をいじること）や「異食《いしょく》」（食べられないものを口にすること）、「妄想」など、周囲の者が困る問題ということから「問題行動」とよばれていたが、最近ではこのＢＰＳＤという呼び名が一般的になっている。

ＢＰＳＤは困った行動とみなされがちだが、実際は、認知症の人が環境や状況に対して適応しようとするもののうまくいかない状態（不適応状態）ととらえられる。すなわち、本人が自分なりになんとかその状況を乗り越えようとする対処行動とも理解できよう。

脳血管性認知症は生活習慣病に起因

脳血管性認知症は、脳血管障害を原因とする認知症である。脳血管障害には、脳の血管が破れるタイプ（脳出血・くも膜《まく》下《か》出血《しゅっけつ》など）と、脳の血管が詰まるタイプ（脳《のう》梗《こう》塞《そく》など）がある。その脳血管障害を引き起こすものには、高血圧症、高脂血症、糖尿病、心《しん》房《ぼう》細《さい》動《どう》*などがあげられる。高齢者の脳梗塞の場合、細い血管が複数か所で詰まる「多発性脳梗塞」も多くみられる。

脳血管性認知症の特徴としては、発症が急であることや、症状に波があること、一時的に軽快することなどがあげられる。具体的な症状はアルツハイマー型とほぼ同様だが、脳梗塞や脳出血に伴って脳のどの部位がどの程度障害を受けるかによって現れる症状は異なってくる。認知障害だけではなく、手足のしびれや麻痺、言語障害などを呈することも少なくない。また、記憶障害とともに意欲の低下や感情失禁**などが現れやすいのも特

---

*心房細動
心房が、洞房結節の規則的な刺激に応じることなく速く部分的に興奮し、心室の収縮が不規則な間隔で起こる状態。

**感情失禁
「情動失禁」ともいう。感情の調整がうまくいかず、些細なことで怒ったり泣いたり笑ったりする現象。

脳血管性認知症は階段状に悪化

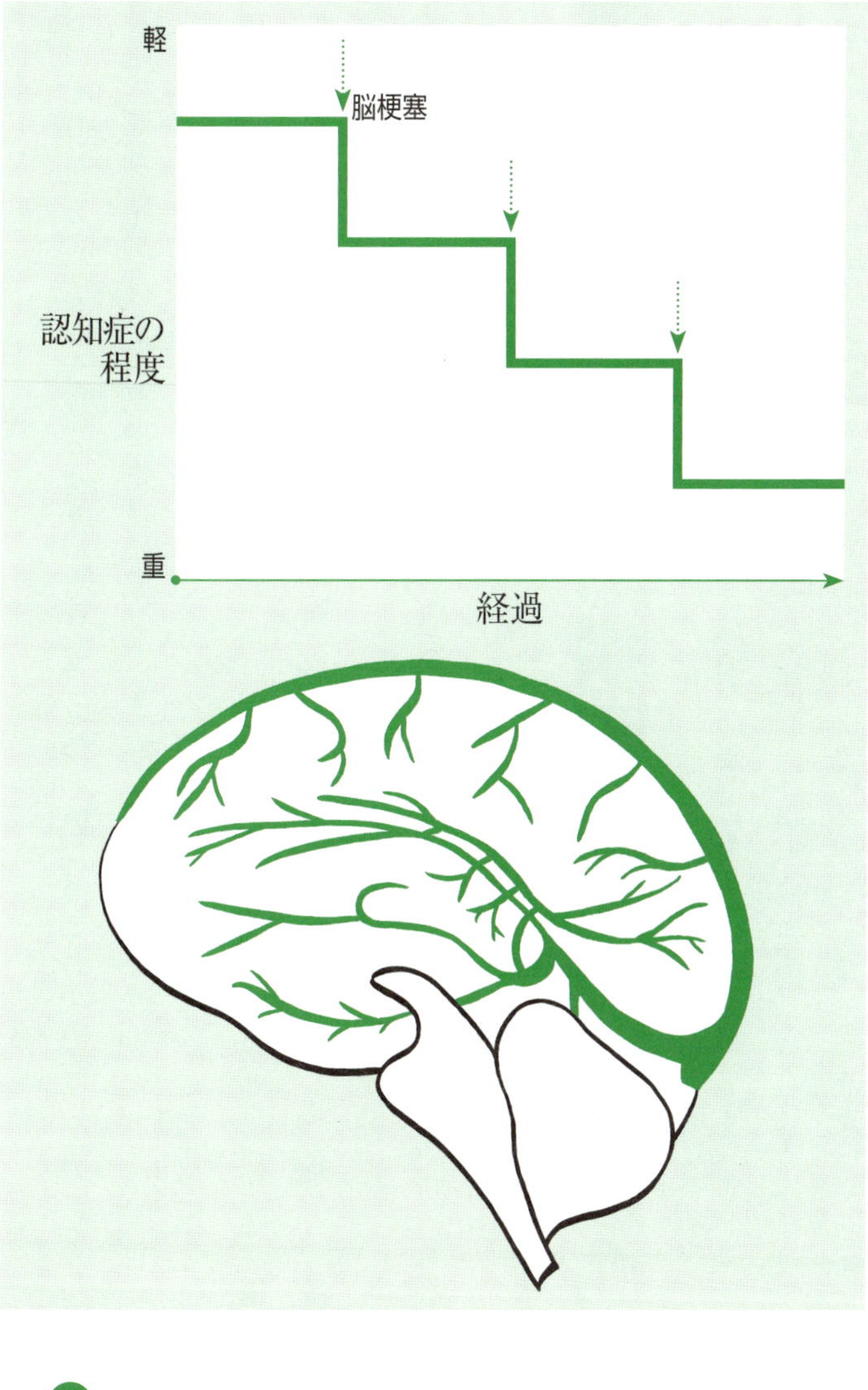

徴とされる。

なお、記憶障害は軽いが、視空間認知障害が目立つといったことがある。このように、ある特定の認知障害だけが目立つようなものを「まだら認知症」とよぶ。

脳血管性認知症の場合、脳梗塞を繰り返す（再発する）ことで、階段状に重度化していくのが一般的だ。ただし、こうした症状は、脳血管障害のリスク因子である高血圧症、糖尿病、高脂血症、心房細動などを適切に治療・管理することで、その進行を抑えたり、改善したりすることも可能となる。

最近では、国をあげての生活習慣病対策などが功を奏し、脳血管障害が減る傾向にあるため、脳血管性認知症の割合も少なくなっている。

状況にそぐわない言動が目立つ前頭側頭型認知症

前頭側頭型認知症《ぜんとうそくとうがたにんちしょう》とは、その名のとおり、脳の前頭葉《ぜんとうよう》ならびに側頭葉《そくとうよう》［112頁参照］に障害をきたす認知症である。アルツハイマー型認知症では脳全体に萎縮がみられるのに対して、前頭側頭型認知症は前頭葉・側頭葉に限って萎縮が生じる。これまでは長らく主としてて「ピック病」（病名は発見者のアーノルド・ピックに由来）とよばれてきた。医学的定義・分類には議論があるが、現在これは、「前頭側頭葉変性症*」の1つの類型としてとらえられている。

アルツハイマー型認知症に比して、発病年齢が若い傾向にあるとともに、女性より男性に多くみられるのが前頭側頭型認知症だ。症状は種々あるが、「状況に合わない言動」「身勝手な行動」なども1つの特徴とされる。たとえば、レストランで「まずい！」と大声で叫んだり、勝手に店の商品を持って帰ってきてしまったり、平気で路上で立ち小便をしたりといった具合だ。これらは前頭葉の障害によるものと考えられる。

また、側頭葉の障害に伴って言語の異常も顕著にみられる。語彙が乏しくなったり、財布やメガネといった簡単な物の名前が言えなくなったり、同じ話を繰り返したりする（こ

*前頭側頭葉変性症

前頭葉・側頭葉に変性をきたす認知症で、「前頭側頭型認知症」「意味性認知症」「進行性非流暢性失語」の3つを総称してこうよばれる。意味性認知症は言葉の意味に対する理解が低下するのが特徴とされ、進行性非流暢性失語は口ごもったり発音を間違えたりするのが特徴。

れは「滞続言語《たいぞくげんご》」とよばれる）。

その他にも、決まった時間に決まった言動をしたり（これを「時刻表的行動」という）、同じ物ばかり好んで食べたりといった症状がみられることもある。

なお、前頭側頭型認知症の初期においては、アルツハイマー型のような記憶障害はあまり目立たず、主に人格・性格の変容がみられることが多い（穏やかだった人が喧嘩っ早くなるなど）。そのため、統合失調症や躁うつ病などと誤診されることもある。

治る認知症も

認知症は治らない、元に戻らない（不可逆性）といわれるものの、なかには手術によって治癒するものもある。たとえば、「特発性正常圧水頭症《とくはつせいせいじょうあつすいとうしょう》」や「慢性硬膜下血腫《まんせいこうまくかけっしゅ》」を原因とする場合だ。

「特発性正常圧水頭症」は、脳脊髄液の循環や吸収が妨げられ、それが脳室《のうしつ》に溜まり、脳が圧迫されてさまざまな症状を起こす。認知症と診断された全数の3～5％がこれだという報告もある。①認知障害、②歩行障害、③失禁が、特発性正常圧水頭症の三大症状とされる。

特発性正常圧水頭症によって拡大した脳室は、頭部ＣＴやＭＲＩ【055頁参照】で確認できる。そして、過剰に溜まっていた脳脊髄液を排除し、流れを正常化させる手術を施すことで、認知障害は完治する場合がある。具体的には、脳室または腰の脊髄腔《せきずいくう》から腹腔《ふくくう》まで細いチューブを通す。これを「シャント術」とよぶ。

「慢性硬膜下血腫」は、頭部をぶつけた後などに、頭蓋骨の内側にある硬膜の下に血腫がじわじわと広がっていくものである。高齢者に多い。原因となる外傷が思い当たらない、または思い出せないこともあるが、数週間後あるいは１〜２か月後、それが吐き気や頭痛、手足の麻痺、認知障害などの症状として現れる。

慢性硬膜下血腫は、早期に発見し、頭蓋骨に小さい孔《あな》を開け、血腫を取り出す手術（これを血腫ドレナージ術という）を行うことで、認知障害が治る場合がある。

認知症は若い人にも起こる

認知症は高齢者特有のものと思われがちだが、そうではない。アルツハイマー型認知症の最少年齢は18歳という報告例が存在する。

２００６年に公開された映画「明日の記憶」（原作・荻原浩、監督・堤幸彦、主演・渡辺謙）では、広告代理店に勤める49歳のサラリーマンが若年認知症になり、仕事や家族関係といった人生の軌道変更を迫られる姿がリアルに描かれ、大きな反響をよんだ。

若年認知症は医学用語ではなく、厳密な定義はない。一般に65歳未満で発病した認知症を指し、高齢者のそれと同様、アルツハイマー型、レビー小体型、脳血管性などの原因に基づく。頭部外傷によるものも少なくない。女性より男性に多い。厚生労働省の２００９年の発表によれば、国内で３万７８００人と推計されているが、実態の印象からして、この数値は少ないとする見方が支配的だ。

若年認知症は、何といっても、働き盛りで病気になることから、家族の精神的・経済的打撃が大きい。また、世間の誤解や偏見も存在する。さらに、介護保険を利用できるものの、若年認知症向けの介護サービスが極めて少ないため、本人ならびに家族は深刻な状況下におかれやすい。

3 認知症医療と介護の今

早期発見・診断がますます重要に

「痴呆になったらおしまい。医療にできることは何もない」。30年前は、そんなふうに言われた時代だった。あれから長い歳月を経た今も、認知症に根治薬は見つかっていない。それでも、ここ5~10年、認知症をめぐる医療は著しく前進しているといっていい。認知症に関する検査・診断・治療技術の向上、薬の開発、専門医の増加、医師の教育システムの確立など、さまざまな面において歩みは目覚ましい。

こうした進歩と相まって、今後は「早期発見」「早期診断」がますます重要視される傾向になろう。認知症に症状などが似通っているものの、そうではない病気は数多くある。

その場合、薬や手術で完治できることもあるため、早期発見・早期診断が極めて重要になる。また、認知症であれば、どのようなタイプ（アルツハイマー型、レビー小体型、脳血管性、前頭側頭型など）かを特定（鑑別診断）することで、それぞれの症状・特徴に見合った対症療法が可能となる。さらに、最近では、ＭＣＩ＊（軽度認知障害）といわれる〝認知症予備軍〟（つまり認知症になりやすい人）に対する研究が盛んで、多くのことが明らかになりつつある。

このように、認知症医療は、「老人性痴呆」と何もかもひとくくりにされていた過去の時代から新たなステージへ入っているといえる。

＊MCI
mild cognitive impairmentの略で、和訳は「軽度認知障害」。認知症の確定診断には至らないものの、客観的に記憶障害がみられ、本人がその記憶障害を自覚している状態。ただし、記憶障害によって日常生活に大きな支障はない。「認知症予備軍」といわれることもあり、実際に認知症に移行する者は、60～70%といわれる。

介護の新しいカタチ

認知症の人をめぐる介護の状況も、ここ10年の間に大きく向上している。2000年に介護保険が制度化されて以降、認知症の人が利用できるサービスは質量ともに飛躍的に向上した。とりわけ、認知症の人だけを対象とした専門施設「グループホーム」(制度上の正式名称は「認知症対応型共同生活介護」)が誕生したことは大きい。2012年2月現在、グループホームの数は全国で1万1400か所を超えている。

かつて、「困ったことをする者」「家族には手に負えない存在」として、施設において収容・管理される存在だった認知症の人が、今、小規模(5~9人)で家庭的なグループホームという屋根の下で、地域社会とつながりながら自分らしく暮らしを営んでいる。その姿は、認知症の人がけっして厄介者でも介護されるだけの存在でもないことを示している。

介護職の人手不足や離職率の高さ、質の低い事業者の存在など、グループホームの現場にも多様な課題が存在している。しかし、介護職・事業所・業界団体が力を合わせて、認知症の人のケアと環境をよりよくしようと努力を続けてきた結果、現在の到達点へと導い

グループホームの特徴

- 認知症の人だけが入居可
- 5～9人の共同生活
- 部屋は個室
- 家庭的な環境・しつらえ
- 自立支援が基本
- 地域住民とのつながりを重視
- 介護職員は日中2～3名
- 家賃を別途支払う必要あり
- 住所地の市町村内で利用が可能

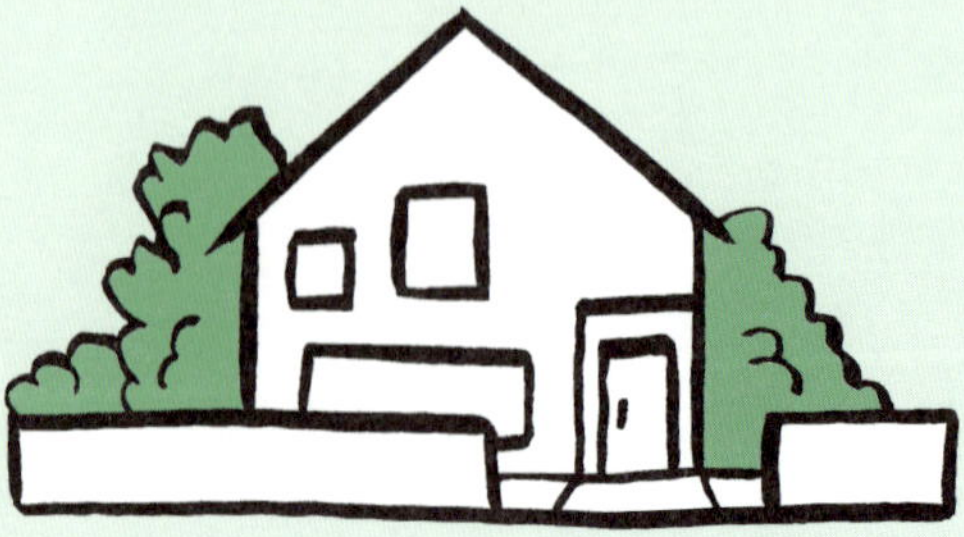

てきたことは大いに評価できる。今後も、日本における認知症介護の方向性を示し、業界を牽引する存在として期待したい。

なお、介護保険サービスには入居型の施設の他に自宅で利用できるものなど種々あり、要介護状態にある高齢者であれば利用が可能だが、どれも認知症の人への対応を考慮したものに変化しつつある。

part Ⅱ

レビー小体型認知症を知っていますか?

1 パーキンソン病とは

パーキンソン病の発見は200年前

レビー小体《しょうたい》型《がた》認《にん》知《ち》症《しょう》の話をする前に、レビー小体型認知症と同類の病気であるパーキンソン病について触れたい。

パーキンソン病は、今からおおよそ200年前（1817年）に英国人のジェームズ・パーキンソン（Parkinson, J）によって初めて発見された。自律神経系や脳の神経細胞がゆっくりと変性・障害される進行性の病気で、中年（50〜60歳代）以降に発症することが多く、高齢になるほど有病率は高い。5％程度が家族性（遺伝性）だといわれているが、ほとんどは遺伝によらないものだ。

パーキンソン病の人の数は、人口10万人あたり、およそ100～150人とされている。国内の総計は15万人といわれる。日本では「特定疾患」とよばれる難病に指定されている。

この病気をかかえている有名人には、たとえば、元ボクシング世界チャンピオンのモハメッド・アリや、ハリウッド映画俳優のマイケル・J・フォックス［057頁参照］などがあげられる。1990年に公開されたロバート・デ・ニーロ主演による「レナードの朝」は、パーキンソン病を描いた秀作映画として世界的に知られている。

ジェームズ・パーキンソン

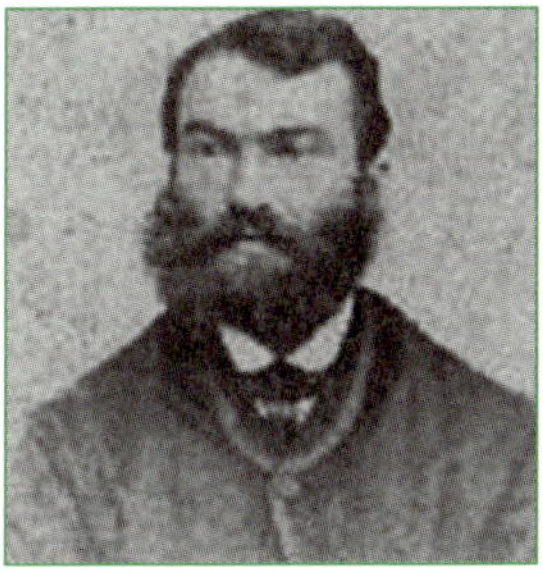

1755-1824

さまざまな運動症状を示すパーキンソン病

パーキンソン病の症状は、「運動症状」と「非運動症状」に分けられる。「運動症状」は「パーキンソン症状」とよばれるのが一般的である。似た言葉に「パーキンソニズム」（または「パーキンソン症候群」）というものがあるが、パーキンソン症状がみられるもののパーキンソン病とは異なる他の類縁疾患《るいえんしっかん》（関連性のある病気）をこうよぶ。パーキンソン症状は、神経伝達物質であるドパミン（ドーパミン）の分泌量が正常の20％以下になると現れるとされる。

パーキンソン病の主な運動症状には、①手足がふるえる「振戦《しんせん》」、②筋肉がこわばる「筋固縮《きんこしゅく》」、③動きが少なく鈍くなる「無動・寡動《かどう》」、④姿勢・バランスがうまく保てない「姿勢反射障害」がみられる。

「振戦」とは手足がふるえる症状である。手の振戦は、静止しているとき（これを静止時振戦という）や歩いているときに多くみられる。パーキンソン病では、この振戦が片側の手から始まるのが一般的である。ほとんどの場合、病気が進行するにつれ、振戦は目立

パーキンソン病の四大運動症状

1
振戦
[手足がふるえる]
2
筋固縮
[筋肉が硬くなる]
3
無動・寡動
[動きが鈍くなる]
4
姿勢反射障害
[身体のバランスが悪くなる]

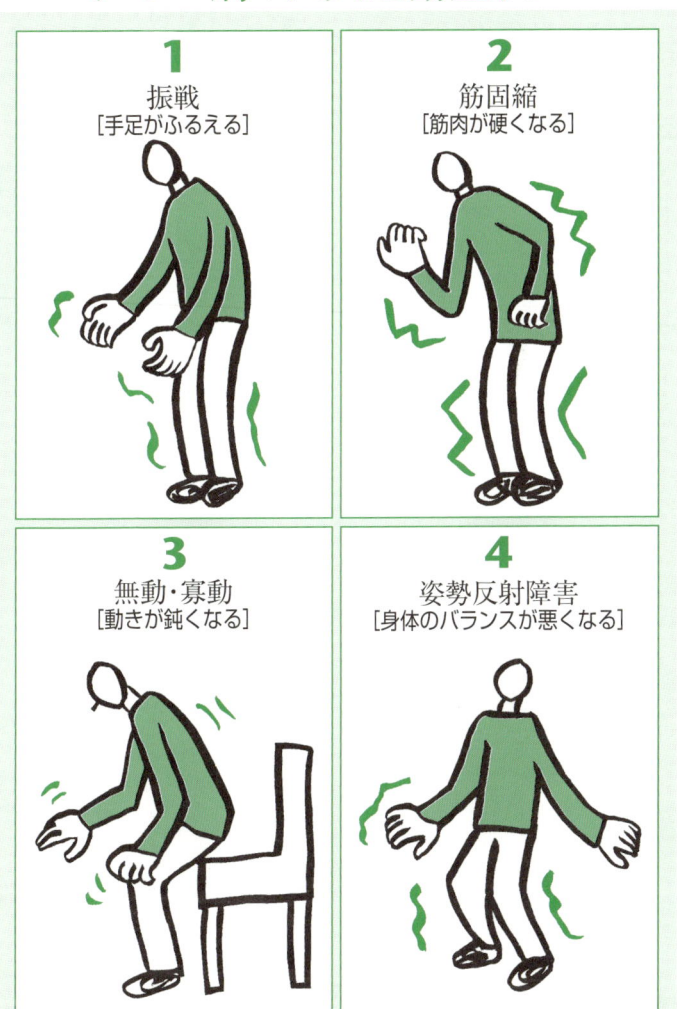

たなくなっていく。

「筋固縮」は「筋強剛《きんきょうごう》」ともよばれる。自身は気づかないことがあるが、筋肉が硬くなって身体の動きが鈍く、不自然になる状態をいう。たとえば、肘の関節を伸ばそうとしても、筋肉がこわばって抵抗感があるためスムースに伸ばすことが難しい。

動き出すのに時間がかかったり、動作がのろのろと鈍くなったりするのもパーキンソン病の特徴である。動作がほとんどなくなることを「無動」といい、動作が緩慢《かんまん》になり、動きが減少するのを「寡動」という（〝寡〟の字には「少ない」という意味がある）。

「姿勢反射障害」は、身体のバランスを保つことが難しい症状で、病気が進行するにつれて起こってくる。立ち上がったり、姿勢を維持したりすることが困難になるため、転倒による怪我が多くなりがちである。

これら4つをまとめてパーキンソン病の「四大運動症状」というが、こうした症状をかかえていることで、日常生活における動作や行為に大きな不便や支障が生じることは想像に難くない。

運動系以外にも症状が

パーキンソン病といえば運動症状が取り上げられることが多いが、それ以外にさまざまな「非運動症状」をきたす。非運動症状とは、運動系ではない、身体症状や精神症状のことを指す。

その症状は多岐にわたるが、例をあげると、睡眠障害、うつ症状・アパシー、幻覚・妄想、自律神経症状などである。その他に、感覚障害（しびれ・痛み）、衝動的行動*などもみられることがある。

睡眠にまつわる障害の具体例は、眠れない、夜中の大きな寝言・異常行動（これをレム睡眠行動障害という〔083頁参照〕）、突発的に眠りに落ちるなどである。アパシーとは、無

衝動的行動*
目先の衝動が抑えられず行動してしまうもの。ギャンブルや買い物、過食、性衝動などの例としてみられる。

気力・無関心・感動の鈍麻などを伴う精神状態を指す。自律神経症状〔088頁参照〕として多いものは、立ちくらみや排尿障害、便秘、性機能障害、発汗障害などである。

パーキンソン病の診断と治療

神経疾患であるパーキンソン病の治療を得意とするのは神経内科である。診断は、病歴を把握するとともに、神経学的検査ならびに脳の画像検査などによって行われる。神経学的検査とは、振戦の有無や筋肉のこわばり具合、姿勢反射障害、表情などを調べるもので、パーキンソン病には必須である。脳の画像検査にはＣＴやＭＲＩ＊などが用いられるが、これらはパーキンソン病と混同されやすい他の病気との鑑別に用いられる。パーキンソン病においては、ＣＴやＭＲＩで特異な異常所見は見当たらない。

パーキンソン病は、現在の医学では完治させる治療法がない。根治薬も存在しない。したがって、臨床では、それぞれの症状や進行具合などを鑑みながら、ドパミンを補充する薬を用いて症状をやわらげたり、進行を遅らせたりする対症療法が主となる。

＊MRI
magnetic resonance imagingの略。

和訳は「核磁気共鳴画像法」だが、略語の「エムアールアイ」の呼び名で用いられることが一般的。

磁場と電波を用いて体内などの画像を撮影し、コンピューターで立体映像化する装置。

MRIがX線CTより優れている点として、放射線を浴びる必要がないこと、
骨が写らないため内臓の状態が詳細にわかることなどがあげられる。

パーキンソン病と認知症

パーキンソン病は、もともと認知機能が損なわれない病気だと考えられていた。つまり、「認知症にはならない」といわれていた。しかし、1800年代後半にパーキンソン病の命名者であるシャルコー（Charcot, J.M）が、パーキンソン病においても認知障害が起こることを指摘。その後長らくは、認知障害がみられるのは30％程度といわれてきた。そして最近では、パーキンソン病の人の70～80％は、早晩、認知障害を伴うと報告されている。

医療の進歩や平均寿命の伸長などにより、パーキンソン病の人も昔と比べて長生きする

ようになった。その必然の結果が認知症の増加だが、それだけではない。後で詳述するが、パーキンソン病はレビー小体型認知症と兄弟のような関係にある。両者とも、レビー小体が必ず現れる同類の病気だ。そのため、特徴的な症状は両者に共通しているものが多く、認知障害もその1つである。このように、パーキンソン病と認知症が密接な関係性をもつことが知られるようになってきたのである。ちなみに、日本神経学会による「パーキンソン病治療ガイドライン」では、2011年版より新たに認知障害の記述が加えられた。

column

マイケル・J・フォックス

マイケル・J・フォックス（Michael J. Fox）は、1961年にカナダで生まれた。1985年、SF映画「バック・トゥ・ザ・フューチャー」の主人公マーティを演じ、この大ヒットにより、ハリウッドのトップスターの仲間入りを果たした。

30歳のときにパーキンソン病を発病し、1998年に病気を公表。その後、パーキンソン病の研究助成活動に取り組み、「マイケル・J・フォックス・パーキンソン病リサーチ財団」を設立した。2002年に、自伝『ラッキーマン』を出版。発病時の精神的ショックと、そこから自らの生き方を見直し肯定していく過程を綴った同書は、米国内でベストセラーとなった。2006年には、難病治療への応用が期待される胚《はい》性《せい》幹《かん》細《さい》胞《ぼう》（ES細胞）の研究を支持する民主党議員候補の選挙CMに登場したことで、全米に大きな反響をよびおこした。

最近のあるインタビューでは、マイケルはこう語っている。「パーキンソン病も自分の素晴らしい人生の一部。病気のおかげで、私の人生はよりいっそう素晴らしいものになった」と。前向きな生き方は健在だ。

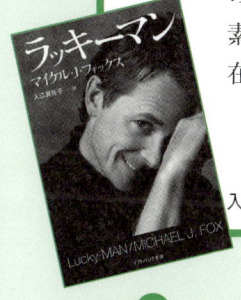

入江真佐子訳、ソフトバンク文庫

2 レビー小体型認知症とは

レビー小体型認知症とは

認知症の原因疾患は、脳血管性・感染性・外傷性・中毒性などに分類されるが〔022頁参照〕、レビー小体型認知症はアルツハイマー型認知症と同様、「変性性」の認知症である。「α《アルファ》シヌクレイン」といわれる蛋白質《たんぱくしつ》を主成分とする「レビー小体」によって脳の神経細胞や全身の交感神経が障害され、「幻視」「パーキンソン症状」「認知障害」などの症状をきたす。70歳前後で発病することが多く、女性より男性に多い傾向がある。

レビー小体型認知症は、筆者が世界で最初に見つけた病気で、国際的に今注目と関心を集めている認知症である。英語では、dementia with Lewy bodiesといい、略してＤＬＢ

レビー小体型認知症の主な症状

幻視
パーキンソン症状
認知の変動
認知障害
うつ症状
レム睡眠行動障害
自律神経症状
薬に対する過敏性

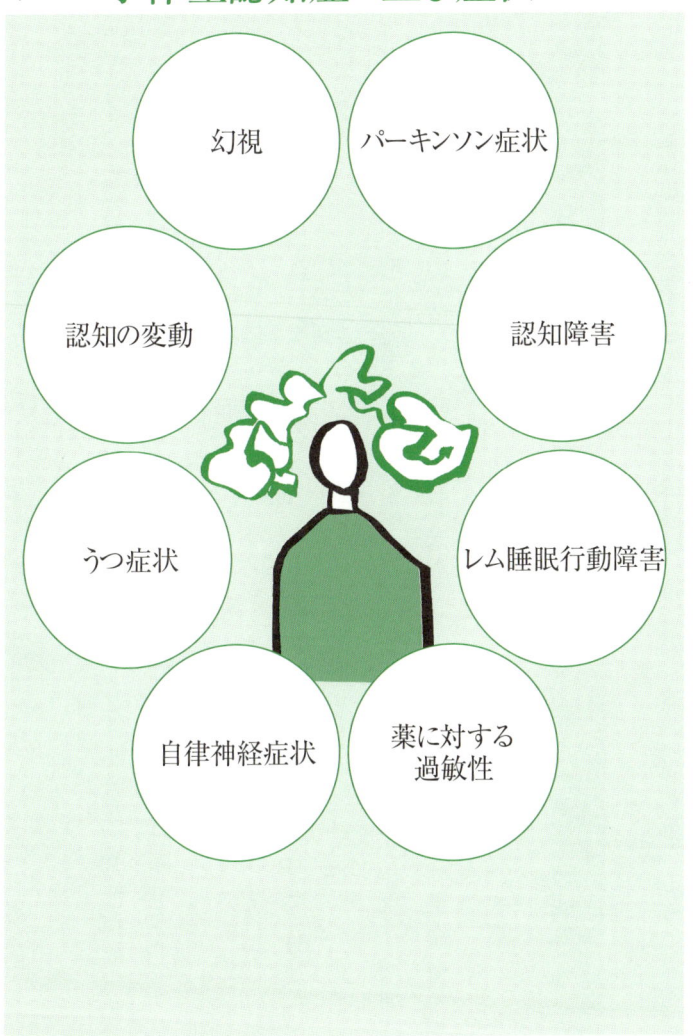

とよばれる。原語を直訳すると、「レビー小体を伴う認知症」となるわけだが、筆者が「レビー小体型認知症」と訳したので、それが使われている。

アルツハイマー型認知症に次いで2番目に多いとされるレビー小体型認知症だが、実際、その数は十分に把握されていない。概算だが、国内の認知症の総数が約270万人であれば、レビー小体型認知症を約20%とすると、54万人になる。また、パーキンソン病に認知症を伴っている人が10万人程度存在する。後述するが、これらの人はレビー小体型認知症である。したがって、それらを合わせると、レビー小体型認知症の人はおおよそ64万人いることになる。

昨今、この病気を知る医師が増えてきた結果、正しい診断を得る人の数も格段に増加傾向にあることは確かだといえよう。ちなみに、米国では150万の人がレビー小体型認知症だという。

筆者による発見を端緒に

レビー小体型認知症は、1970年代半ば以降、筆者の一連の研究報告により世界的に知られるようになった認知症である。

歴史をさかのぼると、この病気の原因となるレビー小体という物質は、今から100年前の1912年、ドイツ・ミュンヘン大学にて、ユダヤ人のフリードリッヒ・レビー（Lewy, F.H）によって発見された。パーキンソン病の人の脳幹《のうかん》*の神経細胞内にレビー小体が存在することを初めて記載したことに始まる。「レビー小体」（Lewy bodies）と命名したのは、フランスのトレティアコフ（Trétiakoff, C）である。

その後60年以上にわたって、レビー小体は脳幹に現れるもので大脳皮質**には出現しない、あるいは現れてもごく少数であるというのが学界の支配的な意見だった。

*脳幹
中脳・橋《きょう》・延髄からなり、呼吸・睡眠・血流・内分泌など、生命維持に必要な機能を司っている。人の親指のような大きさ・形をし、大脳と脊髄をつなぐ部分に位置する。

**大脳皮質
襞《ひだ》のようにたたまれた厚さ2〜4mmの脳の表面。おおよそ140億個もの神経細胞が存在している。大脳皮質は、前頭葉、側頭葉、頭頂葉、後頭葉に分けられる。

筆者がその定説を覆す症例を報告したのは1976年のこと。名古屋市内の病院で、認知障害とパーキンソン症状を示す65歳の女性の主治医であった筆者が、死亡後に脳の病理解剖を行ってみると、大脳皮質に多くのレビー小体が確認できた。筆者は、これを珍しい症例としてActa Neuropathologicaという雑誌に報告。それが、世界で最初のレビー小体型認知症の症例報告となった。

2年後、筆者は類似する症例（計3例）を集め、大脳皮質にみられるレビー小体について詳しい研究報告を行った。さらに、ミュンヘンの研究所に在籍中にドイツ人の2例を報告するとともに、1980年には「レビー小体病」という疾患概念を提唱した。

1984年、筆者はこれまでの成果に基づき、「びまん性レビー小体病」（diffuse Lewy body disease）を提唱する論文を発表した（「びまん性」とは「広い範囲に」という意）。その論文には、'A new disease?'（新しい病気か？）という副題を付けた。この病気が見逃されていると強調した当論文が契機となって、1980年代半ばからは、欧米でも同様の症例報告が相次ぐようになった。

レビー小体を伴う認知症に関する初の国際会議が英国で開催されたのは1995年のことだ。この病気の名称についても議論が行われた。'Kosaka's disease'（小阪病）という案

レビー小体型認知症をめぐる年表

1817	パーキンソンがパーキンソン病について初めて報告。
1912	レビーがパーキンソン病の脳内でレビー小体を発見。
1919	トレティアコフが「レビー小体」と命名。
1976	小阪憲司が、大脳皮質にレビー小体がみられ、認知障害・パーキンソン症状を示す症例(65歳・女性)について世界で初めて報告。
1978	小阪憲司が、3症例に基づき、大脳皮質型のレビー小体について詳細報告。
1979	小阪憲司が欧州における初症例を報告。
1980	小阪憲司が「レビー小体病」を提唱。
1984	小阪憲司が「びまん性レビー小体病」を提唱。
1995	レビー小体を伴う認知症に関する初の国際ワークショップ開催(英国)。
1996	レビー小体型認知症の国際的研究グループ(CDLB)による診断基準の発表。「レビー小体型認知症」の命名が決定。
2005	診断基準が改訂される。「パーキンソン病」「認知症を伴うパーキンソン病」「レビー小体型認知症」をまとめて「レビー小体病」とよぶことが記載される。

も出されたが、最終的には'dementia with Lewy bodies'（レビー小体型認知症）という名称に決まった。翌年の１９９６年には、「ＣＤＬＢガイドライン」とよばれるレビー小体型認知症の臨床診断基準も発表されることになった。

世界で初めて報告したレビー小体型認知症の症例

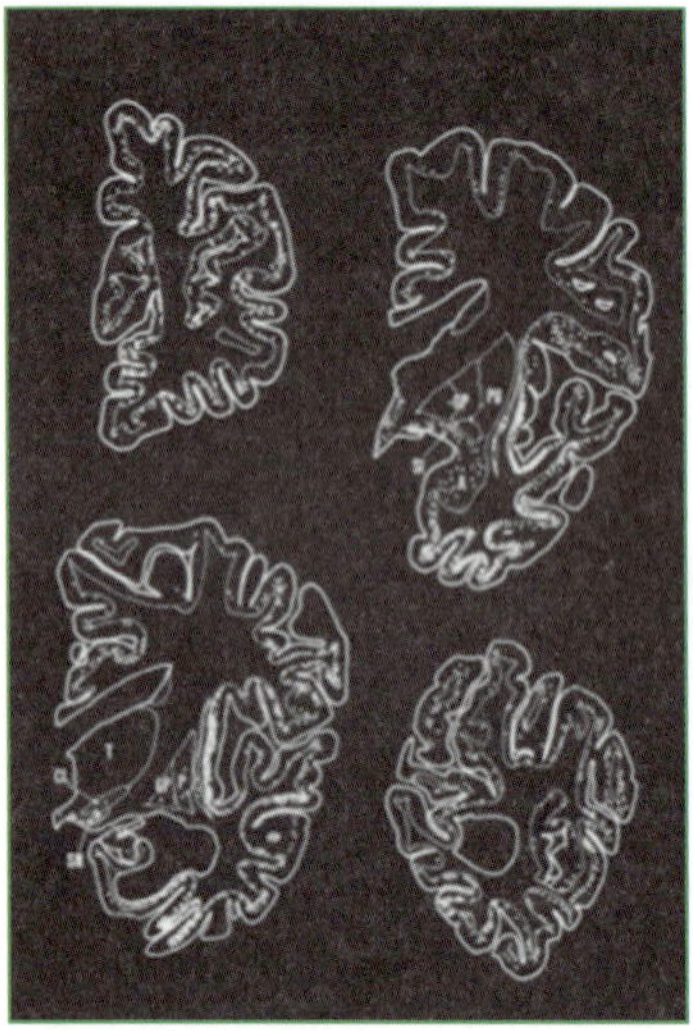

大脳（左半球）の断面図。
大脳皮質を中心に無数にある白い点がレビー小体。

column

フリードリッヒ・レビー

フリードリッヒ・レビー(Lewy, F.H)は、ドイツのベルリンで内科医の息子として1885年に出生。レビー小体を見つけたのは、ドイツ・バイエルン州にあるミュンヘン大学の精神医学研究室(現・マックス・プランク精神医学研究所)に在籍していたときだった。そこでは、精神医学の祖といわれるクレペリン(Kraepelin, E)が教授を務めており、そのなかにアルツハイマー(Alzheimer, A)もいた。アルツハイマーがアルツハイマー病を最初に報告したのは1906年のことである。その意味で、1912年におけるレビー小体の報告と合わせ、20世紀初頭にこの研究室から偉大な発見が立て続けに生まれたことになる。

ユダヤ人であったレビーは、ナチの迫害が迫るなか、1933年、母国ドイツを離れて英国へ、続く翌年には米国に渡った。その後、自身がユダヤ人であることを隠すため、Fritz Heinrich LewyをFrederic Henry Lewey に改名。そのため、今でも国際学会などでは、「ルイ」と発音する人も少なくない。

渡米後の氏は、ペンシルバニア医科大学の教授などを歴任したが、めぼしい研究論文をあまり残していない。そして、1950年、65歳のときにフィラデルフィアで亡くなった。

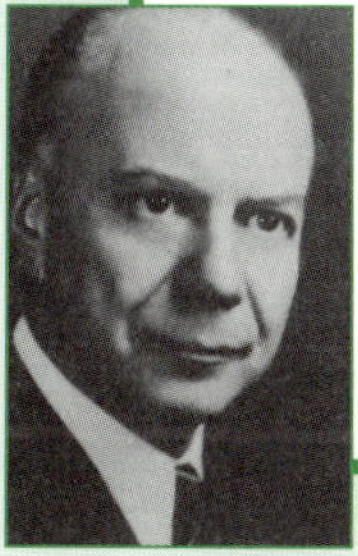

3 さまざまな症状

幻視――そこにないものがはっきり見える

幻覚とは「対象なき知覚」のことである。つまり、対象は存在しないが、はっきりとした感覚が存在する。幻覚には、幻視、幻聴、体感幻覚などがあるが、レビー小体型認知症の人に極めて特徴的にみられるのが幻視だ。おおよそ80％の人にこの幻視の症状がみられるとされる。

レビー小体型認知症の人の幻視では、「ごはんの上を虫が動き回っている」「ヘビが天井を這っている」「知らない人が窓から入ってきた」「子どもたちがテーブルの下で遊んでいる」など、実際には見えないものがありあり（いきいき）と見える。視覚を司っている後《こう》

幻視の例

- ごはんの上に虫がのっている
- ネズミが壁を這いまわっている
- ヘビが柱に張りついている
- 窓から猫が入ってきた
- 便器の中で魚が泳いでいる
- 知らない人たちが座敷に座っている
- 陰から男がこちらを見ている
- 子どもたちがベッドの上で遊んでいる
- 兵隊が行進している
- 夫が知らない女と抱き合っている
- 大きな川が流れている
- 水たまりができている
- きれいな花が咲いている
- 物が吸い込まれていく

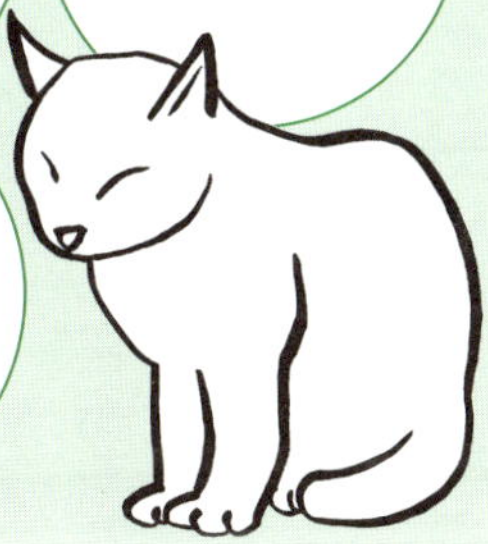

頭葉《とうよう》などの機能障害が原因とされる。

見えるものはその人によって異なるが、小動物や虫、人物などが一般的で、多くの場合それらは動きを伴う。色彩もはっきりしていることが多い。きっかけがなく突然現れ、数分から数十分続くことが一般的だ。

多くのレビー小体型認知症の人は、どんなものが見えているのか、具体的かつ詳細に語る。「テレビの横で柴犬が舌を出してこっちを見ている」「ごはんの上で、足の長い蟻が10匹くらい忙しく動いている」「グレーの帽子をかぶった中年の男が、窓の外から手招きしている」など。あまりにもリアルに説明できるため、最初、家族の驚きははかりしれない。「あそこにいる」と言わないまでも、隙間をのぞきこんだり、何かをつまもうとしたり、誰かに話しかけたりすることで、周囲の者が気づく場合も多い。

なお、人や動物ほど頻度は高くないものの、生き物ではなく、静物や景色などの幻視が現れることもある。廊下に水が流れている、花が咲いている、自分の指先から糸が出てくるなどだ。

幻視はなぜ起こる？

アルツハイマー型認知症の場合、こうした具体性のある幻視がみられるのは、せん妄［085頁参照］のときを除いてまれである。その意味では、幻視は、レビー小体型認知症に極めて特徴的な症状といえる。

幻視は、暗がりや陰がある所で生じやすい。そのため、夕方から夜間にかけて増すということもある。幻視にこうした特徴があることはよく知られているが、なぜ小動物や虫や人ばかり見えるのかはほとんどわかっていない。気味の悪いものばかり見えるわけではないが、たとえば、大好物のケーキが見えたり、会いたいと常に願っている友人が出てきたりすることはない。

健康な人の場合、視覚刺激が入ってくると後頭葉の視覚野が活性化する。一方、レビー小体型認知症の人では、後頭葉の視覚野の活動が低下するとともに、通常は視覚に関与しない前頭葉《ぜんとうよう》の活動がアップしている。いずれにしても、幻視が起こっているときの脳活動のメカニズムに関する研究は、今後に待つよりほかない。

幻視は妄想に発展することも

アルツハイマー型認知症の人では、嫁やホームヘルパーにお金を盗まれたといった被害妄想（この場合、「物盗られ妄想」とよぶ）がたびたびみられる。この現象は、財布をどこかにしまい忘れたり、お金を使ったことを覚えていなかったりする記憶障害から生じるものだ。

一方、レビー小体型認知症の妄想は、幻視に伴って、あるいは幻視が発展して起こることがほとんどである。その意味で、アルツハイマー型認知症のそれとはかなり異なる。幻視に基づいて起こる妄想とは、たとえば、家の中に野良猫が見えて「食卓の上のおかずを盗っていった」と信じたり、何匹もの蛾が周囲を飛んでいるので殺虫剤をまいたりといったものである。また、いないはずの客人にお茶を用意したり、窓の外に男の姿を見つけ、警察に通報したりするというような例もある。

「嫉妬妄想《しっともうそう》」はアルツハイマー型認知症にもみられるものの、レビー小体型認知症に頻度が高いといわれる。たとえば、「男が隣の部屋からこちらをうかがっていて、妻を誘っている」「夜中、夫が女と一緒に寝ていて、布団が動いている」といった、嫉妬を伴う妄想である。こうした嫉妬妄想は、夫婦の不仲や過去のトラブルなどに端を発している場合もある。

その他にもさまざまな視覚認知障害が

レビー小体型認知症では、幻視だけでなく、それに類する視覚認知障害を伴うこともまれではない。

1つは「錯視《さくし》」である。要するに見間違いのことで、ゴミが虫に見えたり、丸めてあるシーツを動物と勘違いしたり、壁の模様を人の顔だと見誤ったりする。普通の人でもこうした見間違いは経験するものだが、レビー小体型認知症の人では頻度が格段に高い。

「変形視」というものもある。「地面が波打って見える」「家が傾いて見える」「扉が歪んで見える」など、まさに物体が変形して見える現象だ。天井が迫ってきたり、廊下がぐにゃぐにゃと波打って見えたりすると、強い恐怖を感じることもある。

人の気配を感じるということも少なくない。これは「実体的意識性」とよばれるもので、

「背後に人がいるような気がする」「目の前を人が通り過ぎた気がする」「誰かに見られている感じがする」「時々、メガネの縁に人の影がちらつく」などと訴えるような例がある。

その他、「幻の同居人」とよばれる現象は、自宅の2階に誰か知らない人が棲みついていると感じるような現象である。この場合、人が見えているわけではないので、幻視とは区別される。

「カプグラ症候群」というのも多い。「替え玉妄想」ともよばれるもので、相手の姿・顔かたちは認識できるものの、中身が誰か他の人と入れ替わっていると思い込む不思議な現象である。たとえば、妻に対して「あなたは妻にとてもよく似ているけど、妻じゃない。いったい誰？」といったことが起こる。このカプグラ症候群は、親しい人に対してだけ起こるもので、たまに訪れるケアマネジャーなどで生じることはない。

「重複記憶錯誤《ちょうふくきおくさくご》」というのも、レビー小体型認知症の人では頻度の多い症状といえる。ある対象が複数存在すると誤って認識してしまうものである。「（同じ顔をした）妻が2人いる」「自宅がここ以外にもう1軒ある」「マイカーを4台所有している」などの発言がみられる。

比較的少ないが、「ナータリング症候群」というのもある。死んだことを知っているに

視覚認知にまつわるさまざまな障害

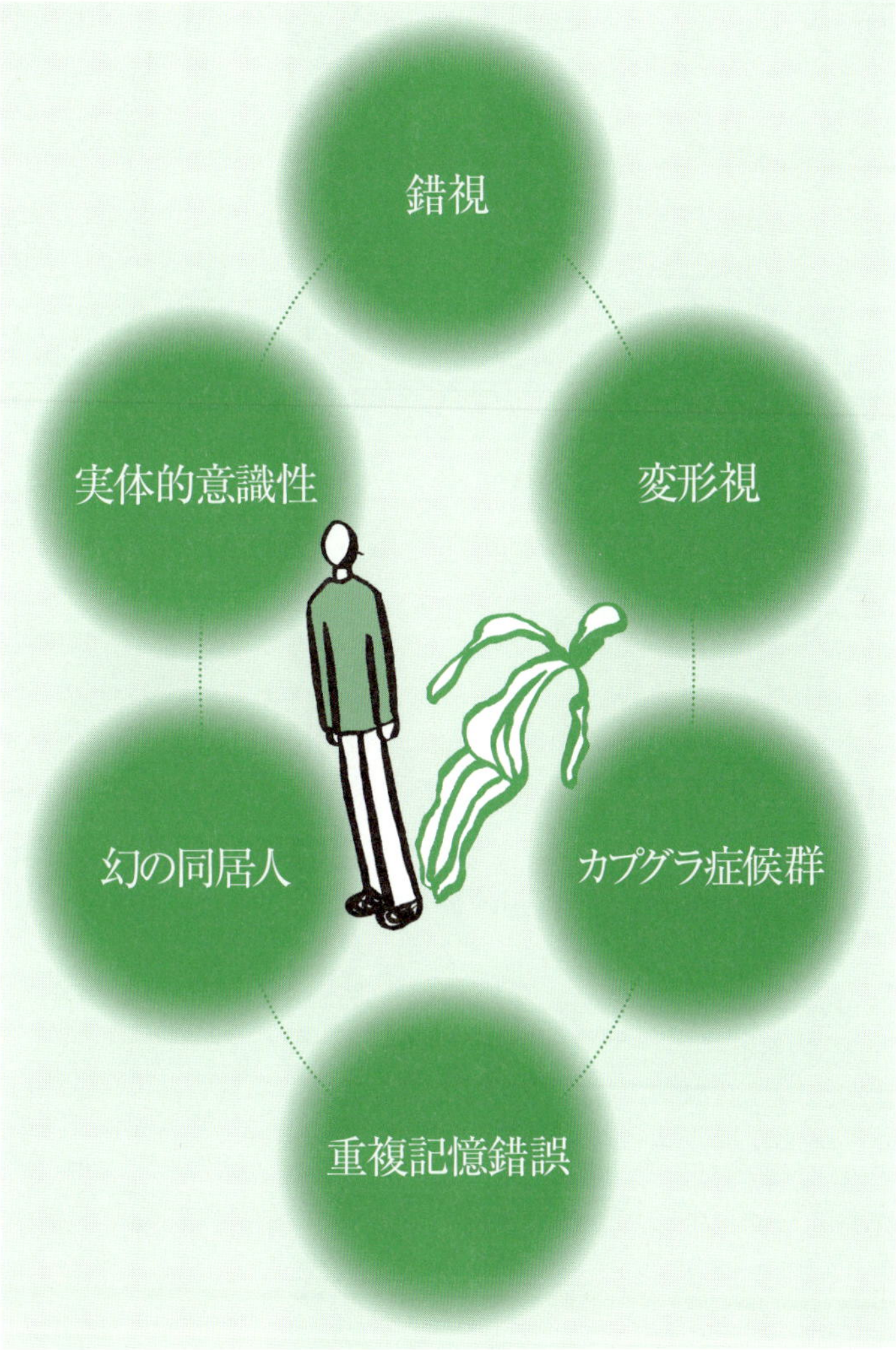

もかかわらず、その人（たとえば父親）が生存していると思い込むような現象である。

なお、聞こえるはずのない音声が聞こえる「幻聴」は統合失調症の症状として有名だが、レビー小体型認知症の人に起こることもまれではない。壁を叩く音、気に障る機械音、人が会話している声、自分に対する悪口など、いろいろなケースがある。

パーキンソン症状――筋肉が硬くなる、転びやすい

先のパーキンソン病の項［050頁参照］にて、①振戦、②筋固縮、③無動・寡動、④姿勢反射障害という四大運動症状について触れた。パーキンソン病と同様、レビー小体型認知症においてもこれらの症状が起こってくる場合が多い。基本的に、レビー小体型認知症とパーキンソン病における運動症状にほとんど差異はないと考えていい。

「無動・寡動」は動きが少なくなったり遅くなったりするものだが、高齢者が多くを占めるレビー小体型認知症においては顕著な症状である。身体を動かすことが本人の意志ではままならないため、立ち上がる、移動する、着替える、靴を履くなど、あらゆる生活行為に時間がかかってしまう。また、介護者が動かそうにも抵抗感が強く、どうしても介助

は力任せになりがちで、腰痛などの原因になりがちである。

レビー小体型認知症の人では、肘が曲がっている姿がよくみられるが、これは「筋固縮」によるものである。肘を伸ばそうとすると「カクカク」と歯車のような抵抗を感じるため、これを「歯車様《はぐるまよう》固縮《こしゅく》」または「歯車現象」とよぶ。筋力は正常であるにもかかわらず、筋肉が硬くなることによって、緊張したまま脱力することが難しいため、何をするにも動きがスムースにいかなくなる。

筋固縮は、歩行にも大きなマイナスをもたらす。具体的には、足首が曲がらない、歩幅が小さくなる、すり足になる、腕の振りが少なくなる、一歩目の足が出にくい、歩きだすと止まれないなどの障害として現れる。そのため、体が傾いたり、姿勢・バランスを保つことができない「姿勢反射障害」と相まって、常に転倒の危険を伴う。

手・足・あごなどがふるえる「振戦」は、パーキンソン病に極めて特徴的な運動症状である。手の指先で丸薬を丸めるような、親指と人差し指をこすり合わせるような動作に似ていることから、英語ではpill rolling（ピルローリング）とよばれる。静止時に生じ、動作を起こす（たとえば湯のみをつかもうとする）ときには止まることから、特にこれを「静止時振戦」という。

レビー小体型認知症では、理由は定かではないが、この振戦は比較的少ない。振戦は、自分の意志とは無関係にみられる「不随意運動《ふずいいうんどう》」だが、パーキンソン病に顕著な「ジスキネジア」（身体がくねくねと動く症状）もレビー小体型認知症の人にはそれほど多くない。

レビー小体型認知症では、四大運動症状以外にも多様な症状がみられる。まばたきが少なく顔の表情が乏しくなる「仮面様顔貌《かめんようがんぼう》」、小声で抑揚のないしゃべり方になる「構音障害」、書字のとき文字が徐々に小さくなっていく「小字症《しょうじしょう》」などである。また、病気が進行すると、咀嚼《そしゃく》や飲み込みがうまくできない「嚥下障害《えんげしょうがい》」も現れてくる。

認知障害——初期には比較的軽い

認知機能とは、「記憶」や場所や時間の見当をつける「見当識」の他、「言語」「思考」「判断」「注意」「計画」「計算」「知覚」など、人間のさまざまな知的能力を指す概念だ。

認知症はこの認知機能が障害・低下をきたすがゆえに認知症といわれるわけだが、レビー小体型認知症の場合、初期にはこれらがあまり冒されていない人も少なくない。つまり、記憶力や理解力などに著しい低下がみられないため、アルツハイマー型のような一般的な認知症だとは認識されにくい面がある。

したがって、たとえば、「長谷川式簡易知能評価スケール」のような認知症のテストをしてみても、認知症と判定されにくい場合がある。この長谷川式スケールは、「年齢」「日時の見当識」「数字の逆唱」「5つの物品記銘」「言語の流暢性《りゅうちょうせい》」など9つの検査項目からなり、5分程度の施行時間で行うことができ、わが国ではよく用いられている。そのなかでも、「桜」「猫」「電車」という3つの言葉を覚えてもらい、5分後にそれらを思い出せるかどうかを調べる検査項目（これを遅延再生《ちえんさいせい》という）が有名だが、初期のレビー小体型認知症の人はこれをクリアできることが多い。

アルツハイマー型認知症に特徴的なもの忘れは、出来事の記憶などを溜めこんだり、引っ張りだしたりする機能を司る「海馬《かいば》」が萎縮してしまうのが一因だ。海馬は、タツノオトシゴ（hippocampus）の別名であり、その形状が相似していることからその名がついたといわれる。小指ほどの大きさである。アーモンドのような形をしている扁桃体《へんとうたい》とともに大《だい》脳辺縁系《のうへんえんけい》の一部を成し、記憶や学習に関する重要な役割を担っている。健康な人に比べてアルツハイマー型認知症の人では、海馬の容積が減少している。

次のＭＲＩの写真は、アルツハイマー型認知症とレビー小体型認知症の海馬だが、中度

海馬

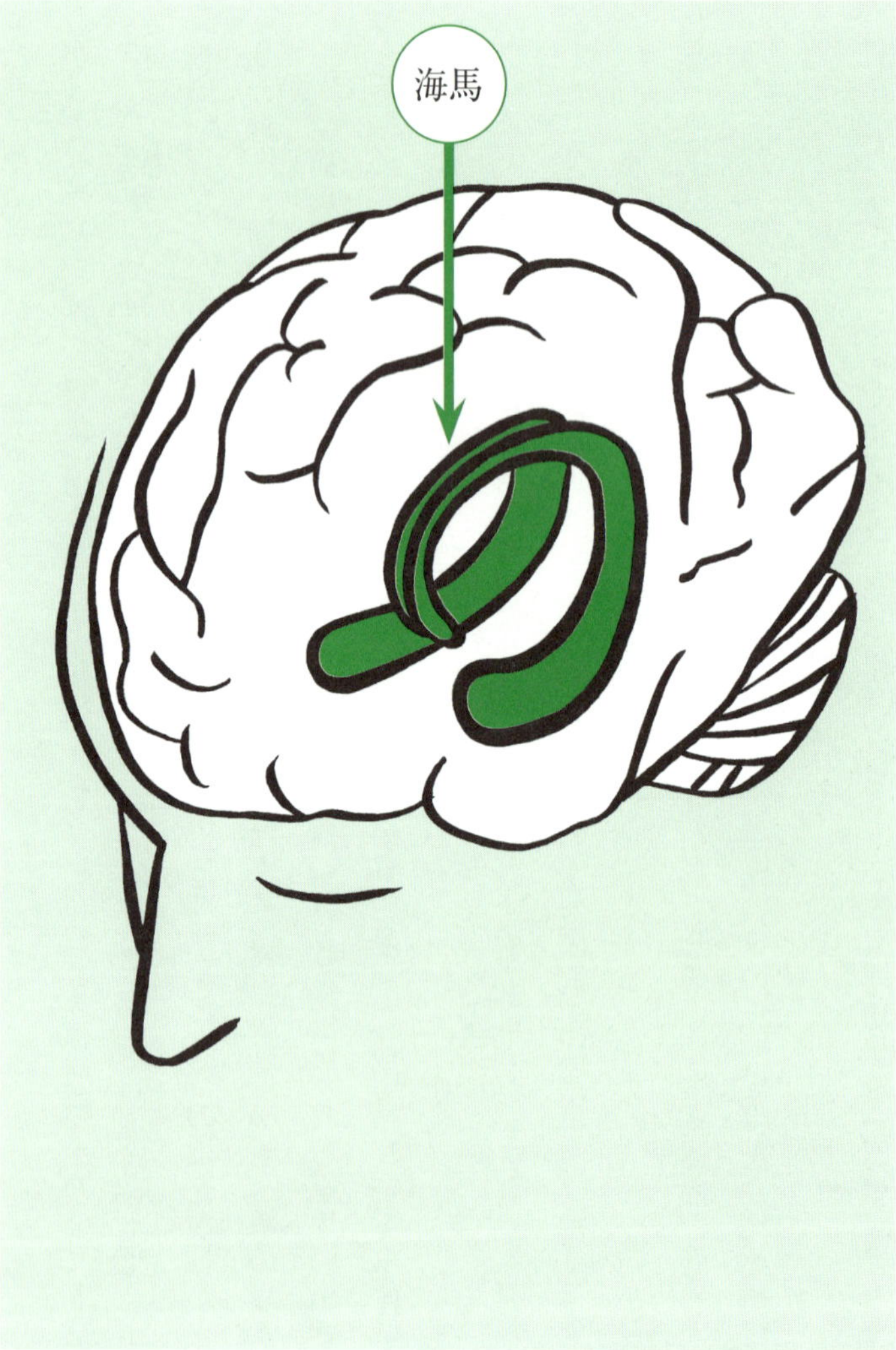

のアルツハイマー型の場合、画像所見において海馬が縮んでいるのが確認できることが多い。一方、レビー小体型の人の海馬はアルツハイマー型に比べて萎縮が少なく、健康な人と同程度といっていい例もある。

アルツハイマー型認知症とレビー小体型認知症の違い

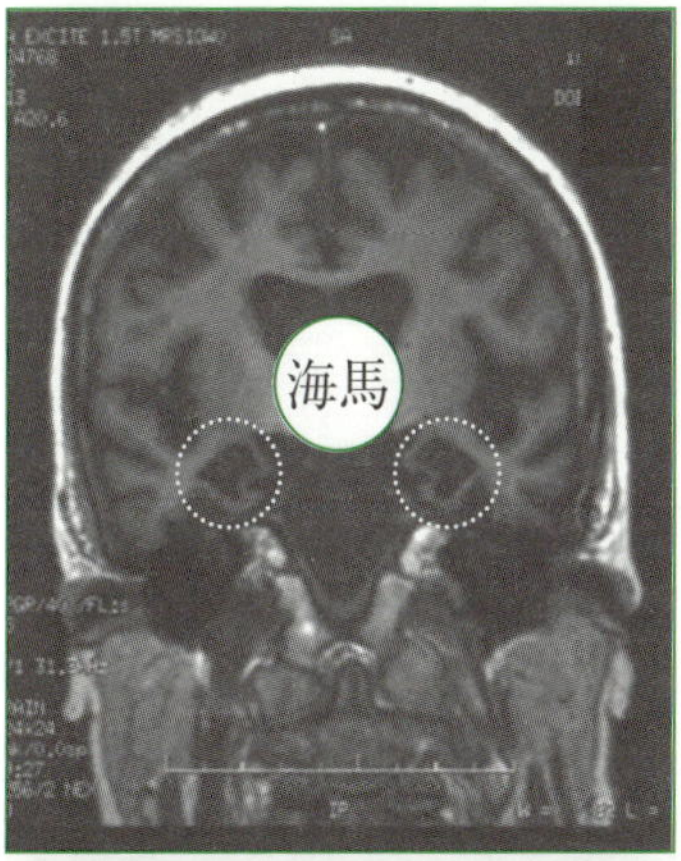

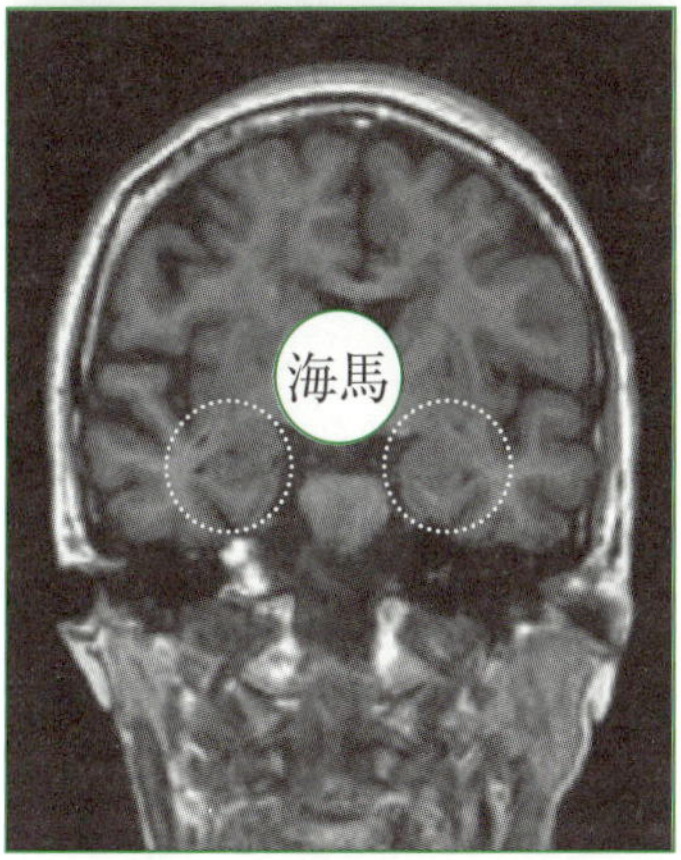

アルツハイマー型認知症における特徴的な海馬の萎縮[上]。
レビー小体型認知症では萎縮がみられない[下]。

写真提供＊眞鍋雄太医師

認知の変動――よいときと悪いときの波がある

幻視・パーキンソン症状と並ぶレビー小体型認知症の三大症状のもう1つ、それは「認知（機能）の変動」である。「認知（機能）の動揺」などともよばれる。具体的には、認知機能（知的能力）が変動する（波がある）現象だ。簡単な言い方をすれば、「頭がはっきりしている状態」と「ボーッとしている状態」が入れ替わり起こる。その原因ははっきりしないが、脳《のう》幹《かん》網《もう》様《よう》体《たい》*の障害が関係していると考えられる。

上がったり下がったりするその周期は、1日の間で繰り返すこともあれば、1週間あるいは1か月といったこともある。実際は、なかなかそのパターンをつかみにくい。また、周囲の者が注意していないと見逃されていることもあり、医師に尋ねられて「そういわれ

*脳幹網様体
脳幹の中にある網の目状のもの。視床を介して、覚醒と睡眠に深く関わっている。

認知の変動

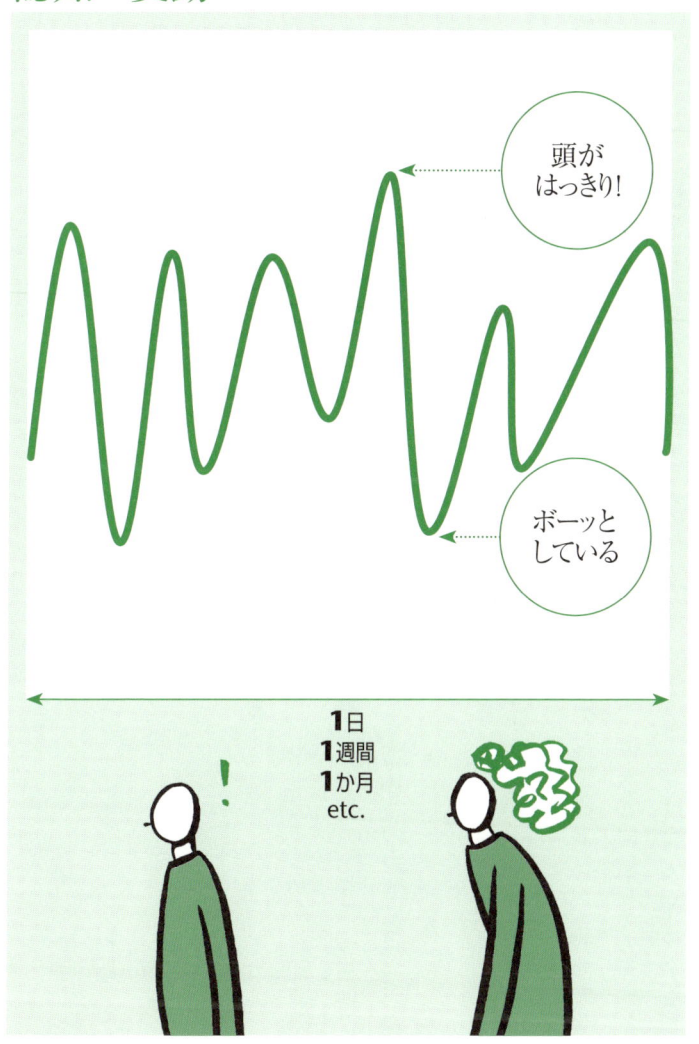

てみれば、いいときと悪いときの差が……」などと初めて気づく家族も少なくない。

前述のとおり、レビー小体型認知症はアルツハイマー型認知症に比べ、初期には認知障害が軽いことが多い。そのため、過去の出来事をきちんと記憶していたり、物事をよく理解・判断できたりする。しかし、この認知の変動が生じると、低下した状態のときには、頭のはたらきが悪くなり、ボーッとしたようになる。たとえば、話しかけても反応が乏しい、言葉が出ない、包丁や歯ブラシやテレビのリモコンなどの生活道具をうまく使えない、眠ってばかりいる、動作が鈍いといった状態を確認できる。特に視覚にまつわる認知能力の低下を特徴とするレビー小体型認知症の場合、錯視（見間違い）が増え、相手や場所がわからなくなったりする。また、空間の位置関係を把握したり、物体との距離に見当をつけたりすることが困難になる。

いうまでもなく、こうした状態のときに知能検査を行うと、著しく点数が悪いとともに、「要介護認定」における訪問調査（聞きとり）などにも影響することになる。

一方、認知機能が高い状態では、よくしゃべったり、活動的になったりする。過剰な場合には、怒りっぽくなる例もある。いずれにしても、調子のよいときと悪いときの差が激しいというのは、暮らしのリズムを築くことが容易ではなく、本人だけでなく介護する家族にとって、安定した生活の継続を困難にさせていることが多い。

レム睡眠行動障害――夜中の大きな寝言・異常行動

悪夢をみて、大きな声で寝言を叫んだり、怒ったり、怖がったり、暴れたりする。睡眠中に現れるこの症状は、レム睡眠行動障害（REM sleep behavior disorder）とよばれる。レビー小体型認知症ならびにパーキンソン病において高頻度にみられるものだ。誰にでも寝言はあるが、程度が尋常ではなく、繰り返される。

具体的には、ひどくうなされたり、「うわーっ！」と奇声をあげたり、「助けてくれ！」「この野郎！」「殺される！」などと大声で寝言を発したりする。悪い夢や嫌な夢を見ているケースが大半で、職場で部下を叱っている夢や、借金取りに追われる夢、恨みをもった相手とケンカをしている夢、何者かに殺されそうになっている夢などである。

急に起き上がったり、布団の上で腕や脚をバタバタさせたり、ベッドから転げ落ちたり、壁に体をぶつけたり、あるいは隣で寝ている配偶者を叩いたりすることもある。ただし、夢遊病のように歩き回るようなことはほとんどない。

普通、レム睡眠時は身体の筋肉が弛緩《しかん》するものだが〔095頁参照〕、レム睡眠行動障害では身体が緊張していることによってさまざまな行動化につながると考えられる。原因は、前述した「認知の変動」と同様、脳幹網様体が関与しているのではないかと思われる。

レビー小体型認知症の人には、このレム睡眠行動障害が発病（診断）の10年前あるいは20年前からあったというケースもみられる。したがって最近では、レム睡眠行動障害は、レビー小体型認知症の前駆症状《ぜんくしょうじょう》（前ぶれ）だと考えられている。また、アルツハイマー型認知症ではみられない症状であるため、レム睡眠行動障害の有無が鑑別診断にも有用と考えられる。ただ、配偶者や介護者が寝室を共にしていないと気づかないことも多く、見落とされやすい。

なお、レビー小体型認知症の中期以降では、このレム睡眠行動障害はみられなくなる場合がほとんどである。

夜間せん妄とレム睡眠行動障害

アルツハイマー型認知症や脳血管性認知症においては、「せん妄」といわれる症状がよく知られている。レビー小体型認知症の人にもみられる。

せん妄とは、軽い意識障害（混濁《こんだく》）に伴って幻覚、興奮、思考力低下、注意力欠如などがみられるものである。急激に起こるが、一時的なものだ。例をあげると、「火事だ！」と騒いだり、ぶつぶつと独り言を言ったり、死んだ飼い猫が見えたり、真夜中なのに「畑に水をやりに」と言って出かけようとしたりと異常な言動を示す。意識レベルが低下しているものの見かけ上は覚醒しているため、周囲の者は戸惑ってしまう。

夜間に起こることが多く（これを夜間せん妄という）、また、手術後にも頻度が高い（これを術後せん妄という）。その他、脱水や薬物が原因となってせん妄が生じるケースもある。

こうしたせん妄とレム睡眠行動障害とは基本的に別のものだが、どちらであるか特定することが難しい場合もしばしばある。ただ、せん妄は後で思い出せないことがほとんどだが、レム睡眠行動障害の場合には、目を覚まさせると夢を見ていたとわかることが多い。

過眠——日中のひどい眠気

「過眠《かみん》」とは睡眠過多のことで、要するに、夜間十分な睡眠をとっているにもかかわらず、日中、眠りに陥ってしまう症状である。したがって、夜に眠れず、日中寝ている状態を指す「昼夜逆転」とは異なる。レビー小体型認知症の人の場合、昼間に実際眠ることはないにしても、「眠くてしかたない」と訴える例も非常に多い。

現在のところ、過眠の原因はわかっておらず、また適切な治療法も見つかっていない。なお、過眠が抗精神病薬《こうせいしんびょうやく》や抗パーキンソン病薬などによる副作用ということも考えられるため、その見極めが必要である。

うつ――レビー小体型認知症を疑え

レビー小体型認知症の初期には、うつ症状が顕著にみられる。おおよそ40%の人にこの症状が現れるとされる。ある報告によれば、扁桃体という部位にレビー小体が多いと、うつ症状の発生率が高いともいわれている。

レビー小体型認知症の人は、アルツハイマー型認知症の人より十分な病識（病気であるという自覚）をもっていることが多く、悩みやすい。また、まじめかつ几帳面な性格の持ち主で、ささいなことを深刻に受け止める傾向にある。そのためにうつ症状をきたしやすいという面がある。

一般的なうつ病は、気分の落ち込み、悲観的思考、自責感、自殺願望などが中心だが、レビー小体型認知症に多くみられるのは、アパシー（無気力・無関心・感情の鈍麻）や不安感・焦燥感、心気症状などである。心気的なものではなく、実際に不眠やだるさ、食欲不振などを伴うことも多い。

なお、実際には、レビー小体型認知症と診断を受ける以前から長期間にわたってうつ症状がみられる人が多数存在する。「遷延性《せんえんせい》うつ病」といわれるうつ病が知られているが、これは通常のうつ病の薬物治療（主に抗うつ薬）が効果を上げず、病状が長引くものである（遷延とは「長引く」という意）。一般的なうつ病は抗うつ薬が効き目を示し、予後は良好だが、そうではないため、「難治性うつ病」ともよばれる。

実は、この遷延性うつ病だとされている高齢者のなかには、レビー小体型認知症の人が数多く含まれているというのが、専門医の間ではもっぱら定説になっている。その意味で、高齢者がうつ症状で外来を訪れた場合、レビー小体型認知症の可能性を疑うことが必要である。

自律神経症状——さまざまな症状で現れる

レビー小体型認知症では、レビー小体は大脳皮質や脳幹だけに現れるわけではなく、全身の末梢自律神経（心臓や食道、胃、腸、皮膚など）に広くみられる。特に食道下部には多いとされる。そのため、種々の自律神経症状（自律神経障害ともいう）が起こってくる。

自律神経症状をきたす代表的な病気には、レビー小体型認知症やパーキンソン病の他に、多系統萎縮症*やメニエール病**などがあげられる。

自律神経は「交感神経」と「副交感神経」とで成り立っているが［190頁参照］、自律神経症状とはこの2つの神経がうまく切り替わらず、不定の身体的不調をきたすものだ。症状は多岐にわたり、主なものに、起立性低血圧、めまい、排尿障害、便秘、発汗障害、手足の冷えなどがあげられる。症状の現れ方は人によってまちまちである。自覚症状に乏しい場合もある。

＊多系統萎縮症
脊髄小脳変性症の一種。小脳および脳幹から脊髄にかけての神経細胞が徐々に障害される神経変性疾患。パーキンソン症状や小脳症状、自律神経症状などを呈する。

＊＊メニエール病
激しい回転性のめまい、難聴、耳鳴り、耳閉感の4つの症状を示す内耳の病気。女性に多い。

起立性低血圧には要注意

自律神経症状の1つである「起立性低血圧」は、血圧を調節する機能に障害があり、立ち上がったり起き上がったりした際に、急激な血圧低下をきたす症状である。いわゆる「立ちくらみ」とよばれるものだ。食後、立ち上がった際にみられることも非常に多い。

医学的には、立ち上がったときに最大血圧が20mmHg以上低くなる状態を指す。原因は、立ち上がったとき、血圧維持を担う交感神経がうまくはたらかないことや、心臓から送りだされる血液の量が少なくなるためである。高齢の場合、脚の筋力低下によって、心臓に戻る血流が弱まっていることも一因とされる。ふだんから低血圧がある人だけに起こるというものでもない。その他、降圧薬や血管拡張薬、利尿薬、抗パーキンソン病薬の服用も、起立性低血圧を引き起こす場合がある。

起立性低血圧はたいてい短時間で治まり、長くても数時間で自然に回復する。ただし、失神などに伴い頭を強く打ったりする危険があるため、注意を要する。

排泄にまつわる自律神経症状

自律神経症状では、排泄にまつわることで困る場合も多い。たとえば、頻尿や尿意切迫感、尿失禁（これらを「蓄尿障害」という）、残尿感などがあげられる。なお、膀胱《ぼうこう》が不随意に収縮し、尿意切迫感を伴うものは「過活動膀胱」とよばれ、レビー小体型認知症の人にもよくみられる。夜間に何度も尿意を感じる場合、介護者にとってトイレ介助が大きな負担となるケースも少なくない。

また、便秘の症状をもっている人も極めて多い。原因は、自律神経症状による腸管のはたらきの低下に加え、運動不足や食生活の問題などがある。抗パーキンソン病薬や抗うつ薬が影響している場合も考えられる。便秘は放っておくと大きな病気につながることもあるため、とりわけ慢性的な便秘には注意が必要になる。

汗を大量にかく、汗をかかない

自律神経症状を有するレビー小体型認知症の人では、汗に関する障害も多々みられる。汗の量が多い「多汗」や、汗が出ない「無汗」などの発汗障害として現れる。

汗をひどくかく人では、下着を1日に何度も着替えたり、夜間に寝間着を頻繁に取り替えたりすることになる。一方、汗が出にくくなることで、体内に熱がこもって発熱することもある。また、上半身は多汗であるのに対し、下半身は無汗といった例もある。いずれにしても、発汗は人間の体温調節を担っているため、健康管理の面で支障となることが多い。

なお、汗とは異なるが、皮脂の分泌が盛んで、顔がテカテカと脂ぎった状態になるという特徴もある。これは「脂《し》漏《ろう》性《せい》顔《がん》貌《ぼう》」とよばれる。それが原因となって、額や鼻の周りなどに皮膚炎を起こすこともある。

薬に対する過敏性

一般に、高齢者は若い人と比べ、薬への反応が異なる。薬の有効域が狭いとともに、薬が体内に蓄積しやすく、効果が現れるのが遅くなる。さらに、受容体＊に対する感受性が増強するため、副作用が生じやすい。また、複数の病気をかかえて多種の薬を服用していることが多い高齢者の場合、薬同士の相互作用によって思わぬ変化・症状を呈することもある。

その高齢者のなかでも、レビー小体型認知症の人は、薬物（特に抗精神病薬）に対して悪い影響が現れやすいのが大きな特徴である。これを「薬剤過敏性」という。アルツハイマー型などの他の認知症やパーキンソン病においては、こうした過敏性はあまりみられない。

＊受容体
レセプターともいう。細胞に存在して、物理的・化学的な刺激をとらえて、細胞に応答を促す蛋白質。

薬の有効域

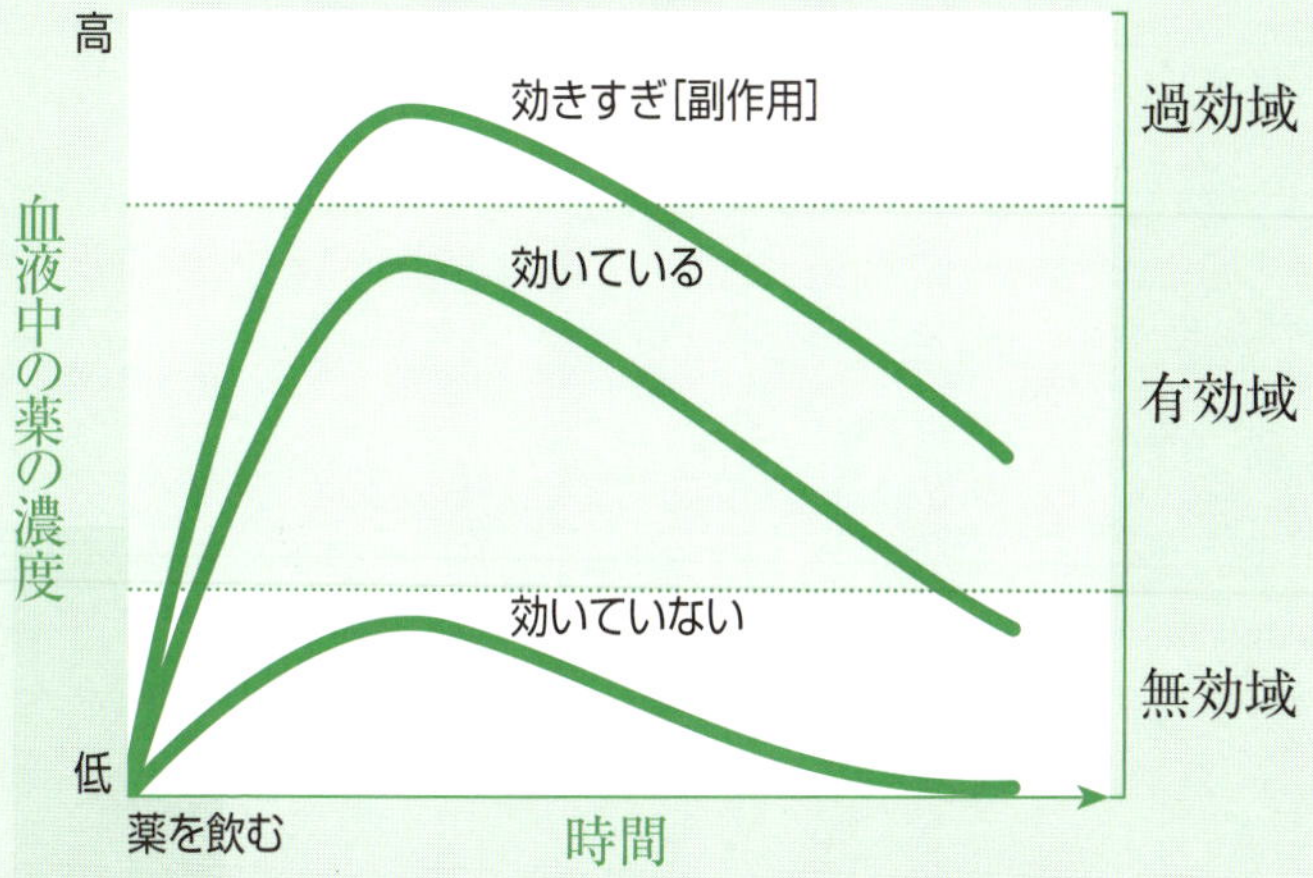

高齢者の場合、中央の有効域が狭い傾向にある。
また、レビー小体型認知症の場合、一番上の過効域が広いため、副作用が生じやすい。

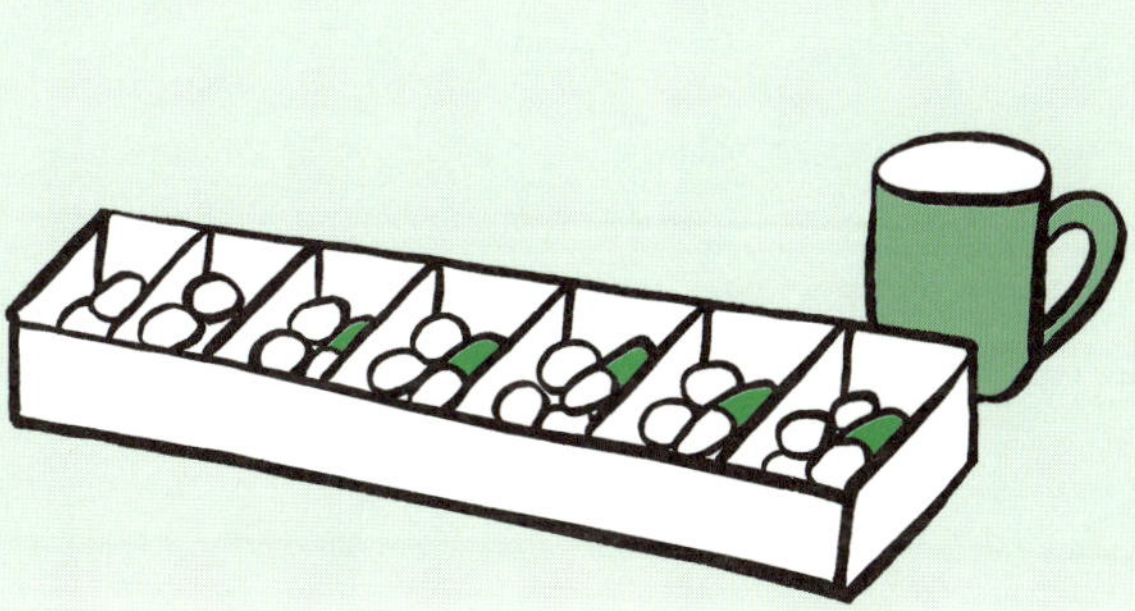

薬に対する過敏性とは、具体的には、いろいろな副作用がでたり、通常の服用量で症状が悪化したり、薬が効きすぎてしまったりといったことである〔詳しくはpartⅢ参照〕。市販の胃腸薬や風邪薬で具合が悪くなることもある。レビー小体型認知症に効果的な薬はいくつかあるのだが（後述）、処方された薬が症状を悪化させたり、新たな問題を発生させたりすることが少なくないのである。

このようなことから、専門医でさえも、レビー小体型認知症に対する処方は非常に難しいといわれる。それでなくても、認知障害やパーキンソン症状、自律神経症状など多彩な症状をかかえるレビー小体型認知症では、複数の薬を処方せざるをえない。したがって、医師には十分な知識・技量と豊富な経験、そして何より慎重さが求められる。

なお、現状では、レビー小体型認知症に対する医師の理解不足あるいは誤診によって、誤った薬や不適切な用量が処方されている例も少なくない。

column

レム睡眠とノンレム睡眠

人の眠りは、性質の異なる2種類の状態で成り立っている。それが「レム(REM)睡眠」と「ノンレム(non-REM)睡眠」である。

身体が弛緩していて脳が活動している睡眠状態を「レム睡眠」という。特徴とされる'rapid eye movements'(眼球が忙しく動く)の頭文字をとってそうよばれる。眼球が動くということは、脳が活動している証拠である。夢は、このレム睡眠のときに見ることが多い。また、レム睡眠は記憶や感情の整理・固定・消去などのはたらきを担っているとされる。

これとは逆の状態が「ノンレム睡眠」である。脳の温度が低下していて休息している。眼球の動きも少ない。ただし、身体は起きていて寝返りを繰り返す。ノンレム睡眠は、眠りの深さ(脳波の状態)によって4つのレベルがある。

レム睡眠とノンレム睡眠は、一晩で交互に4〜5回繰り返される。レム睡眠は、睡眠全体のおおよそ20%の時間を占め、起床が近づくにつれて時間が長くなっていく特徴がある。朝方に夢を見ることが多いのはこのためである。

column

神経系のつながり

神経は大きく「中枢神経」と「末梢神経」に分かれる。中枢神経は、脳そのものと、そこから腰までつながって伸びる神経の束、つまり脊髄を指す。末梢神経は、中枢神経から全身の隅々まで張り巡らされた細い神経である。さらに、末梢神経は、感覚や運動を司る「体性神経」と、内臓のはたらきを担う「自律神経」に大別できる。

顔や手足の筋肉などは体性神経で支配されているため、自らの意志で動かすことが可能だ。一方、自律神経は心臓や血管、内臓などに分布し、自分でコントロールすることができない。心拍や胃腸の動き、発汗などが自分の意志と無関係にはたらくのは、この自律神経に支配されているためである。

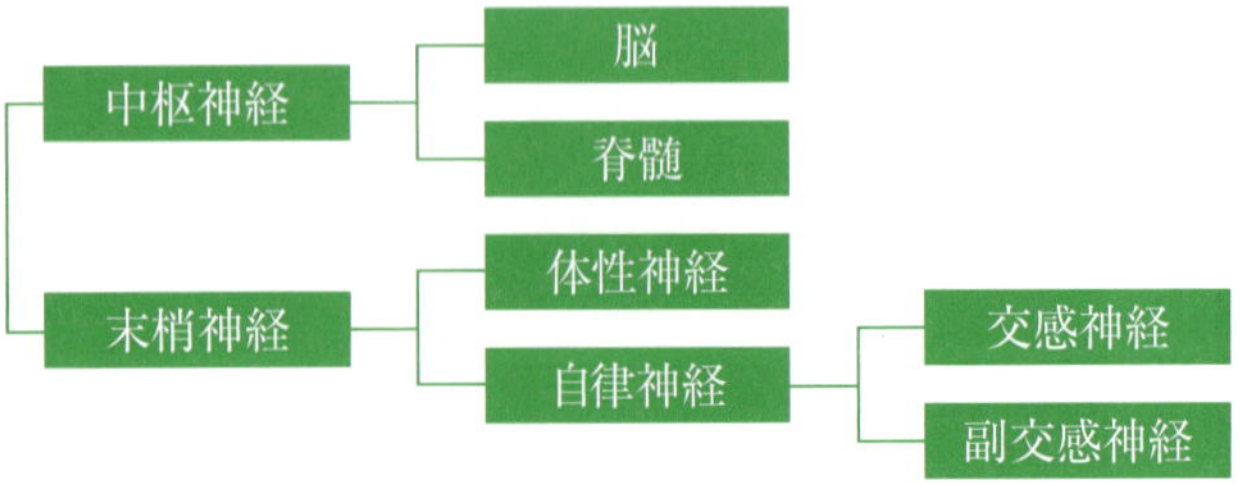

4 原因とされるレビー小体

レビー小体とレビー小体病

レビー小体型認知症は誰にでも起こりうる病気で、家系や遺伝によるものではない（ただし、ごく少数に遺伝子の異常が見つかっている例もある）。

原因は今のところ十分に解明されたわけではないが、レビー小体型認知症では、「レビー小体」という特殊な物質（封入体《ふうにゅうたい》*とよばれる円形のもの）が、大脳皮質や脳幹などの中枢神経、ならびに全身の交感神経の神経細胞やその突起に多数現れる。これが神経細胞の変性・脱落につながり、さまざまな障害をきたす。

レビー小体型認知症の場合、このレビー小体が大脳皮質に広く出現している。一方、パ

これがレビー小体

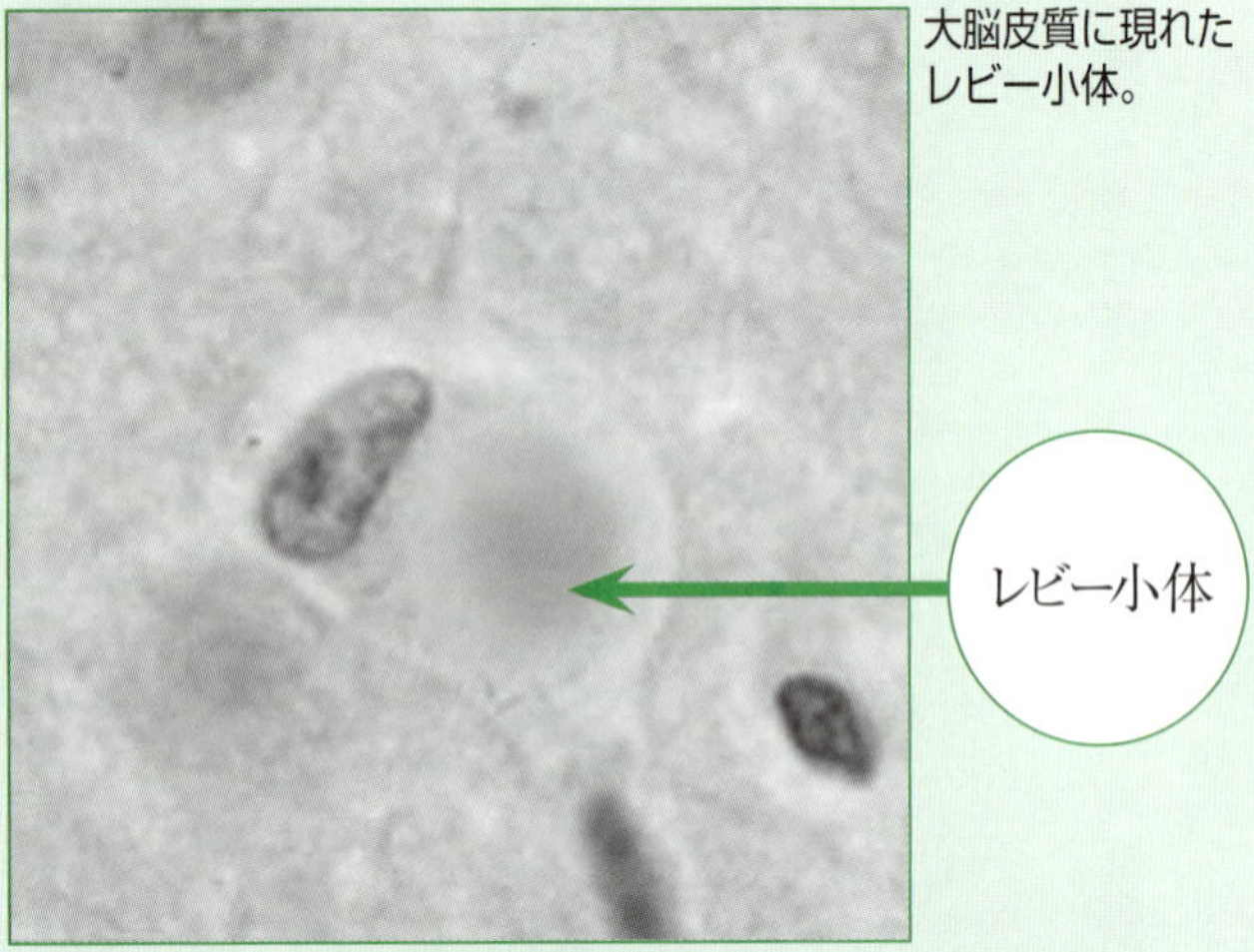

大脳皮質に現れたレビー小体。

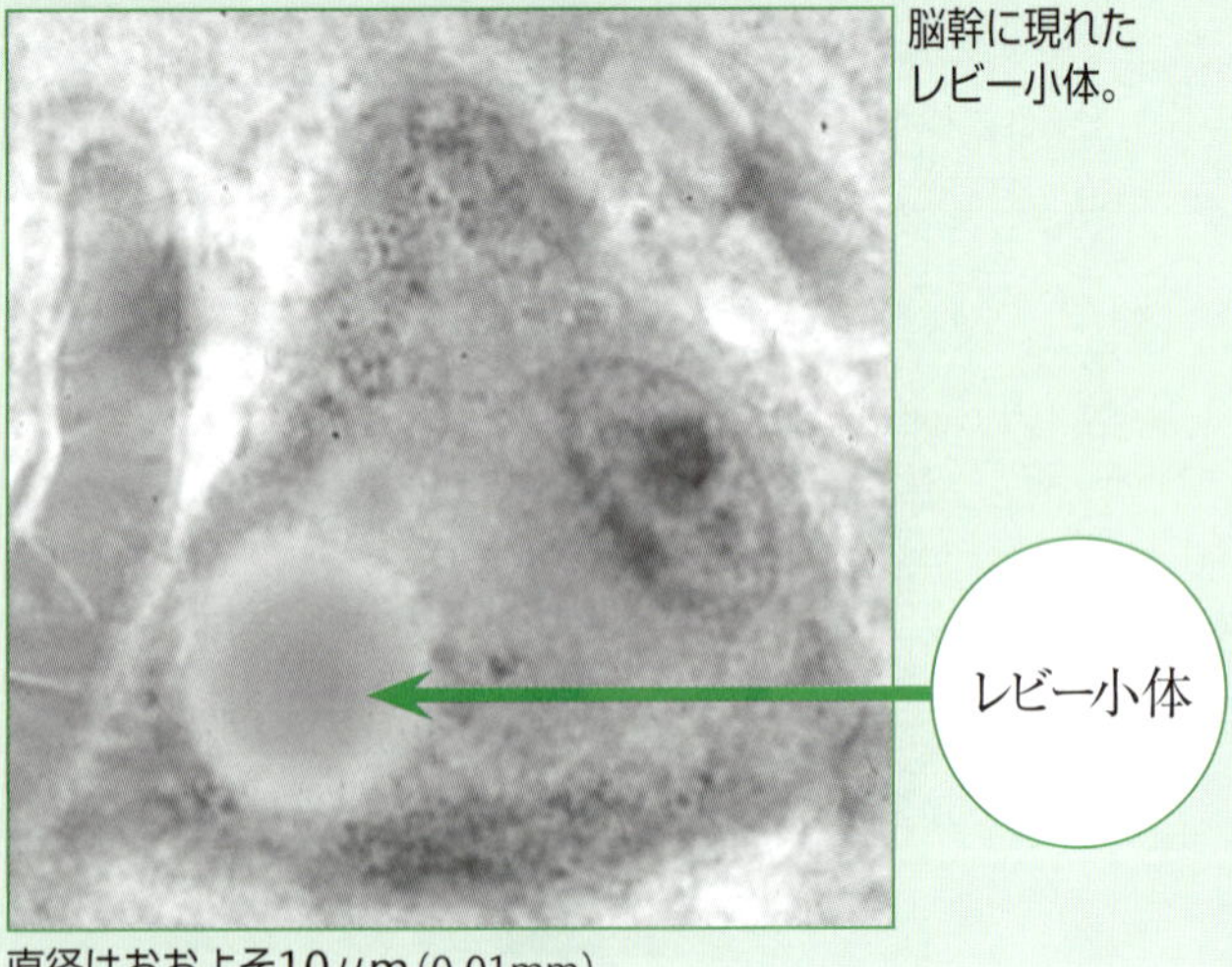

脳幹に現れたレビー小体。

直径はおおよそ10μm（0.01mm）。

レビー小体型認知症とパーキンソン病

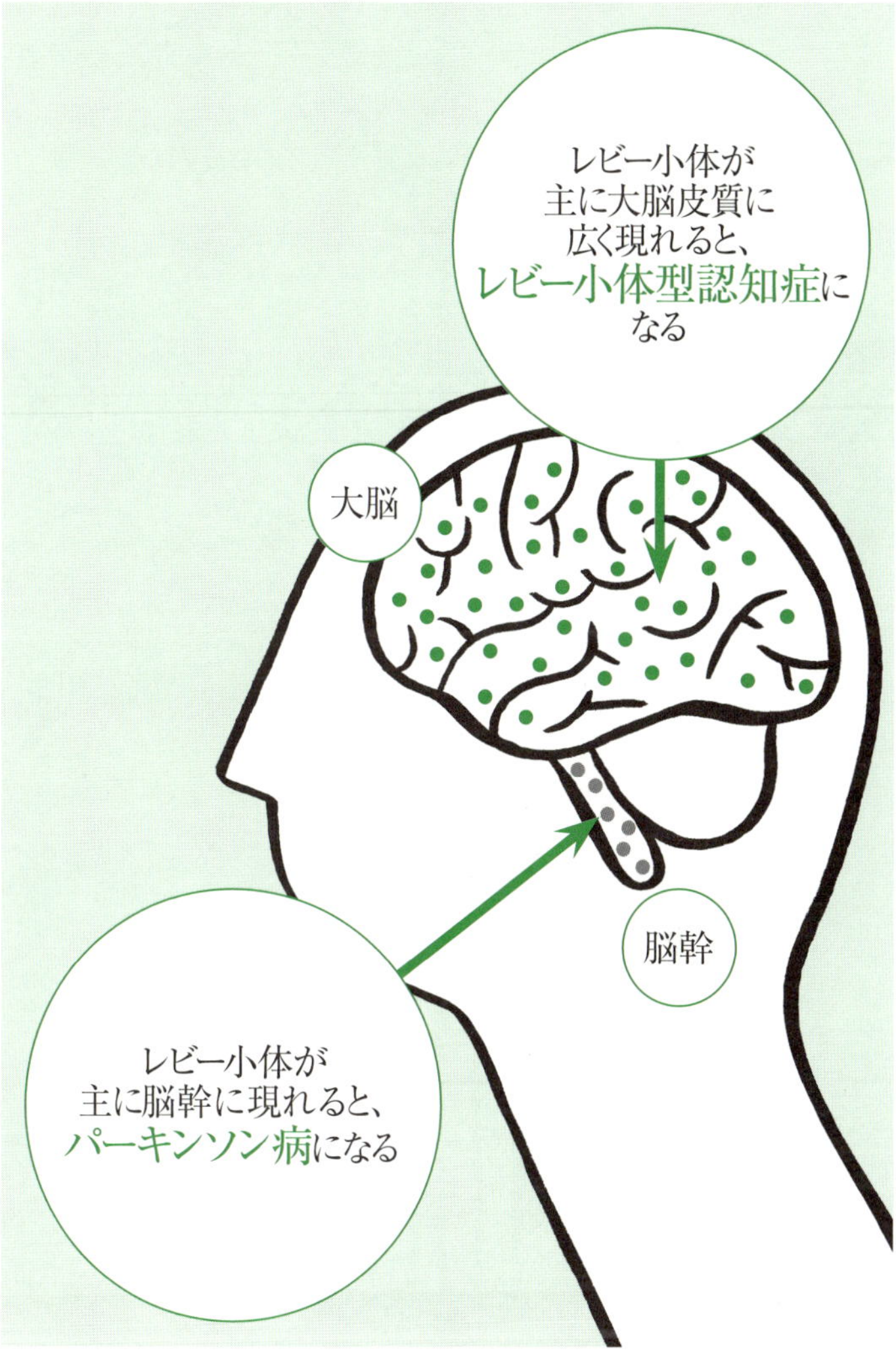
レビー小体が
主に大脳皮質に
広く現れると、
レビー小体型認知症に
なる
大脳
脳幹
レビー小体が
主に脳幹に現れると、
パーキンソン病になる

両者をレビー小体病という

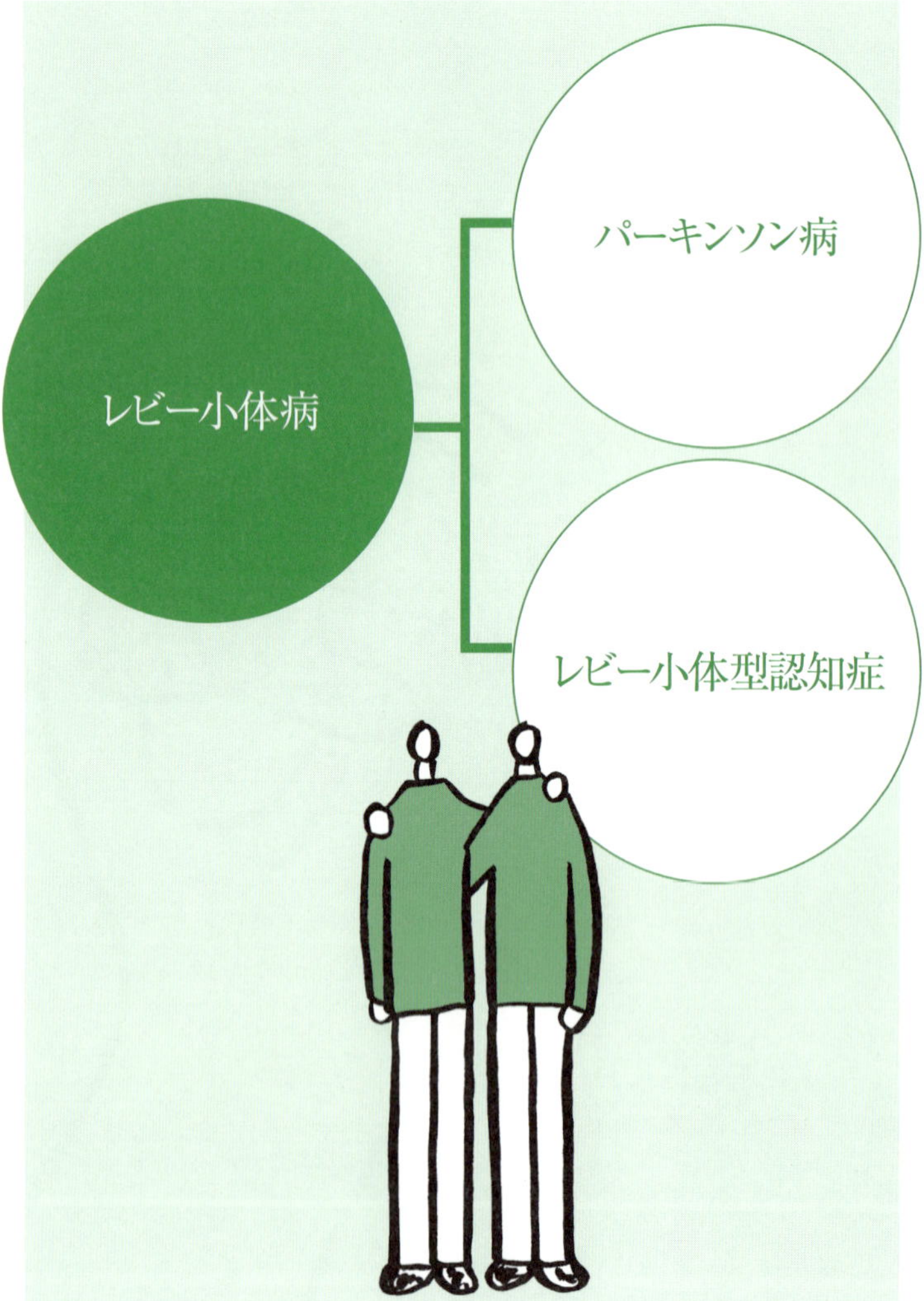

ーキンソン病では、レビー小体が脳幹を中心に現れる。つまり、レビー小体が主にどちらの部位にみられるかが病名や症状を決めることになる。このように、レビー小体型認知症とパーキンソン病は、どちらもレビー小体が多数現れることから本質的には同類の病気・スペクトラム（連続性をもつもの）だと考えられ、両者を合わせて「レビー小体病」という。

なお、先述したとおり、このレビー小体病という概念はもともと筆者が１９８０年に提唱したものであり、その後四半世紀を経て国際的に認められることとなった。

封入体＊
異常な物質の集積によって形成される細胞内の小体。
細胞質内にできた封入体を「細胞質内封入体」、核内にできたそれを「核内封入体」とよぶ。

αシヌクレインの解明がカギ

レビー小体の分布数と認知症の程度には相関があるとされる。つまり、レビー小体の数が多いほど重度ということだ。また、レビー小体は加齢とともに増加することがわかっている。

ただし、レビー小体は死亡後、脳の剖検《ぼうけん》（切り開いて解剖すること）をして、細胞を染色してみなければ確認できない。つまり、画像検査などではレビー小体の存在を確かめることはできないため、厳密にいえば、生前は症状などから病気を推定するにすぎない（このことは、アルツハイマー型認知症やその他の変性性認知症でも同じことがいえる）。

レビー小体の主成分は「αシヌクレイン」という蛋白質である。αシヌクレインは１４０個のアミノ酸から成っている。ちなみに、多系統萎縮症という病気もこのαシヌクレインが関与している。いずれにしても、このαシヌクレインのさらなる解明が、レビー小体型認知症やパーキンソン病などの治療のカギを握っていることは間違いなさそうである。

ところで、レビー小体は実際、神経細胞死を引き起こすものなのか、あるいはαシヌクレインを封じ込める結果として生み出されたものなのかは議論がある。つまり、「悪玉」なのか「善玉」なのかという問いだ。これについて筆者は、1978年の論文で神経細胞死を引き起こすことを明らかにし、前者の説を支持したのだが、あまり知られていない。

なお、レビー小体が体外から腸管粘膜や鼻粘膜などを通じて侵入してくるのか、あるいは脆弱な神経細胞にレビー小体が自然に発生・凝集するのかについても意見が分かれている。今のところ、前者を主張する研究者は少数である。

2種類のレビー小体型認知症

レビー小体型認知症は2種類ある。1つは「通常型」、もう1つは「純粋型」と定義される。筆者が1990年に提唱したものだ。通常型のほうが圧倒的に多い。両者は、レビー小体の分布、アルツハイマー病変の有無、好発年齢、初発症状（初めて現れる症状）などに相違がみられる。アルツハイマー病変とは、アルツハイマー型認知症の病理的特徴とされる老人斑や神経原線維変化のことを指す［030頁参照］。

通常型は70歳前後で発病し、アルツハイマー病変による記憶障害を伴うことが一般的で

レビー小体型認知症は2種類ある

	通常型	純粋型
アルツハイマー型認知症の病変	あり	なし
症例数	多い	少ない
好発年齢	70歳前後	30～40歳代
初発症状	記憶障害	パーキンソン症状
罹病期間	平均6.4年	平均8.7年

出典＊筆者、1990

脳の病変と各疾患との関係

●病変あり
▲軽度の病変あり

	レビー小体［脳幹］	レビー小体［大脳皮質］	老人斑	神経原線維変化
パーキンソン病	●			
レビー小体型認知症［純粋型］	●	●		
レビー小体型認知症［通常型］	●	●	▲	▲
アルツハイマー型認知症			●	●
パーキンソン病とアルツハイマー型認知症の合併型	●		●	●

ある。また、パーキンソン症状がみられない人が約30％いる。一方、純粋型は、30〜40歳代で発病することが多く、初発症状としてパーキンソン症状を呈する。

なお、現在筆者は、レビー小体型認知症は3種類であると主張している。通常型と純粋型に加え、主に自律神経系にレビー小体が出現し、自律神経症状が主体となるタイプだ。つまり、「認知障害型」（通常型にあたる）、「パーキンソン症状型」（純粋型にあたる）、「自律神経症状型」の3つである。

このように、レビー小体型認知症のタイプは複数あるとともに、それぞれの人によって初発症状の現れ方、各症状の強弱、進行具合などは千差万別といってよい。その意味で、専門医であっても診断ならびに治療は容易ではない。

発病はいつか？

アルツハイマー型認知症の場合、最初に気づく症状・異変はほとんどがもの忘れだ。その意味では発病を把握するのが比較的容易だ。一方、レビー小体型認知症は初発症状が多彩であるため、どの症状をもって発病と認めるのか判断しにくい。例をあげると、レム睡眠行動障害、うつ症状、パーキンソン症状、幻視、記憶障害などである。また、たとえばうつ症状から後にレビー小体型認知症へ確定診断に至ったとして、それをうつ病後にレビー小体型認知症が発病したと考えるのか、あるいは、うつ症状はレビー小体型認知症の前駆症状だったと判断するのか。どちらかによって発病時期は異なる。

また、前述のとおり、レビー小体型認知症でも「通常型」と「純粋型」では好発年齢に大きな開きがある。つまり、一般に通常型は高齢で発病するのに対し、純粋型は中年期に発病する例が多い（世界的には、最少年齢は12歳という報告がある）。その意味で、両者を一緒にして好発年齢を検討することに無理が生じる。

しかしながら、レビー小体型認知症のおおよその好発年齢を推定するとすれば、通常型は70歳前後が多いと考えて差しつかえないだろう。ちなみに、アルツハイマー型はこれよりいくらか年齢が高くなる。

part III

レビー小体型認知症の診断と治療

1 診断の方法

問診と心理検査

一般に、認知症の診断にあたっては、①問診、②身体的・神経学的診察、③神経心理学的検査、④脳画像検査などに基づいて行われるが、レビー小体型認知症も基本的には同様だ。もっとも重要とされるのが問診で、これによってほぼ診断は可能だ。次いで行われるのが、身体的・神経学的診察である。さらに、必要な場合は、神経心理学的検査および脳画像検査が参考にされる。

問診は、主に症状・症候を観察したり、経過や服薬状況などを家族または本人から聞き取る形で行われる。また、日常生活における困りごとや悩み、ならびに希望・意向などの

図形摸写の例

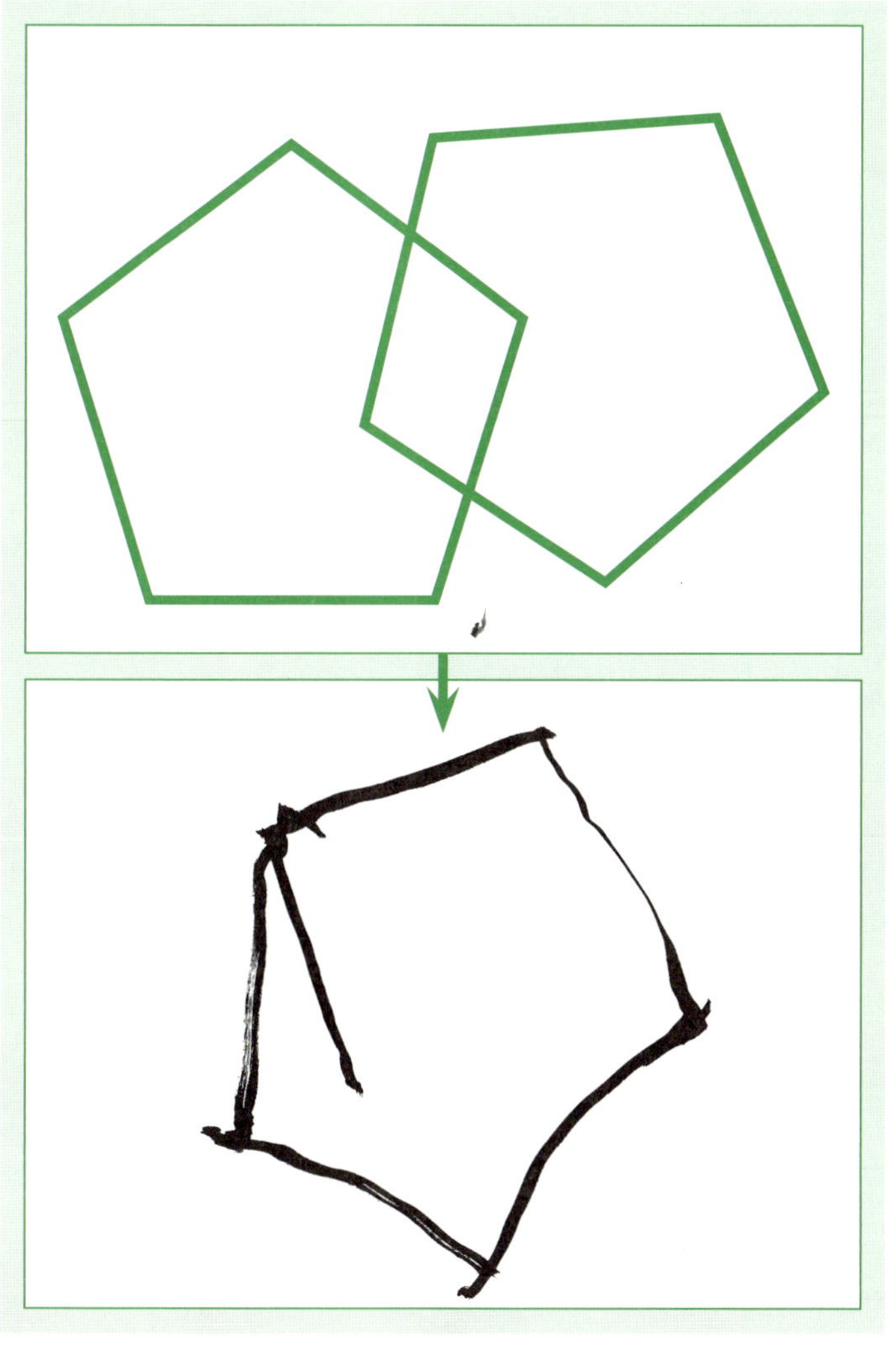

把握も必要である。なお、レム睡眠行動障害はもちろんのこと、幻視などが実際の診察場面で現れることはまれなため、家族や本人の説明・訴えが重要な情報源となる。

神経心理学的検査は、認知機能を数値的に計測したり、失語《しつご》・失行《しっこう》・失認《しつにん》や視覚認知障害などを明らかにしたりする目的で行われる。よく用いられるのが、「ＭＭＳＥ（ミニメンタルステート検査）」や「長谷川式簡易知能評価スケール」などである。口頭質問が中心となる。

ＭＭＳＥの検査内容は、見当識、記憶、計算、言語、構成などの能力を問う11項目からなっている。30点を満点とし、20点以下であれば認知症が疑われる。そのなかに、五角形が重なり合った図形を模写するものがあるが、レビー小体型認知症《しょうたいがたにんちしょう》ではこの課題がうまくできない人が多い。これに似たもので他に「時計描画《とけいびょうが》テスト＊」や「錯綜図検査《さくそうずけんさ》＊＊」などがあるが、同様にレビー小体型認知症の人は苦手である。

＊時計描画テスト
時計の絵および指定された時刻（たとえば10時10分）を描くテスト。認知症の判定に用いられる。CDT（clock drawing test）という名称で、米国でも広く知られている。

＊＊錯綜図検査
鍵や包丁など、数個の線画が重なり合っている絵を見て、図形がいくつ描かれているか、あるいは特定の図形がどこにあるかを答えるテスト。高次脳機能障害や認知症の判定に使われる。

後頭葉に血流の低下

ＣＴやＭＲＩは、脳の形状・形態を把握するための画像検査としてアルツハイマー型認知症などの診断によく用いられる。一方、レビー小体型認知症の場合、脳全体あるいは海馬の萎縮などが軽く、形状的な異常が見当たらないことが多いため【079頁参照】、ＣＴやＭＲＩが診断の決め手となることはほとんどない（ただし、レビー小体型認知症の「通常型」においては、アルツハイマー型認知症に特有の海馬の萎縮がみられることもある）。

ＣＴやＭＲＩ以外の画像検査には、ＳＰＥＣＴ《スペクト》＊ならびにＰＥＴ《ペット》＊＊がある。これらは、脳の形状ではなく、機能・はたらきを測定するために用いられる。脳の血流の様子や中枢

大脳皮質の区分

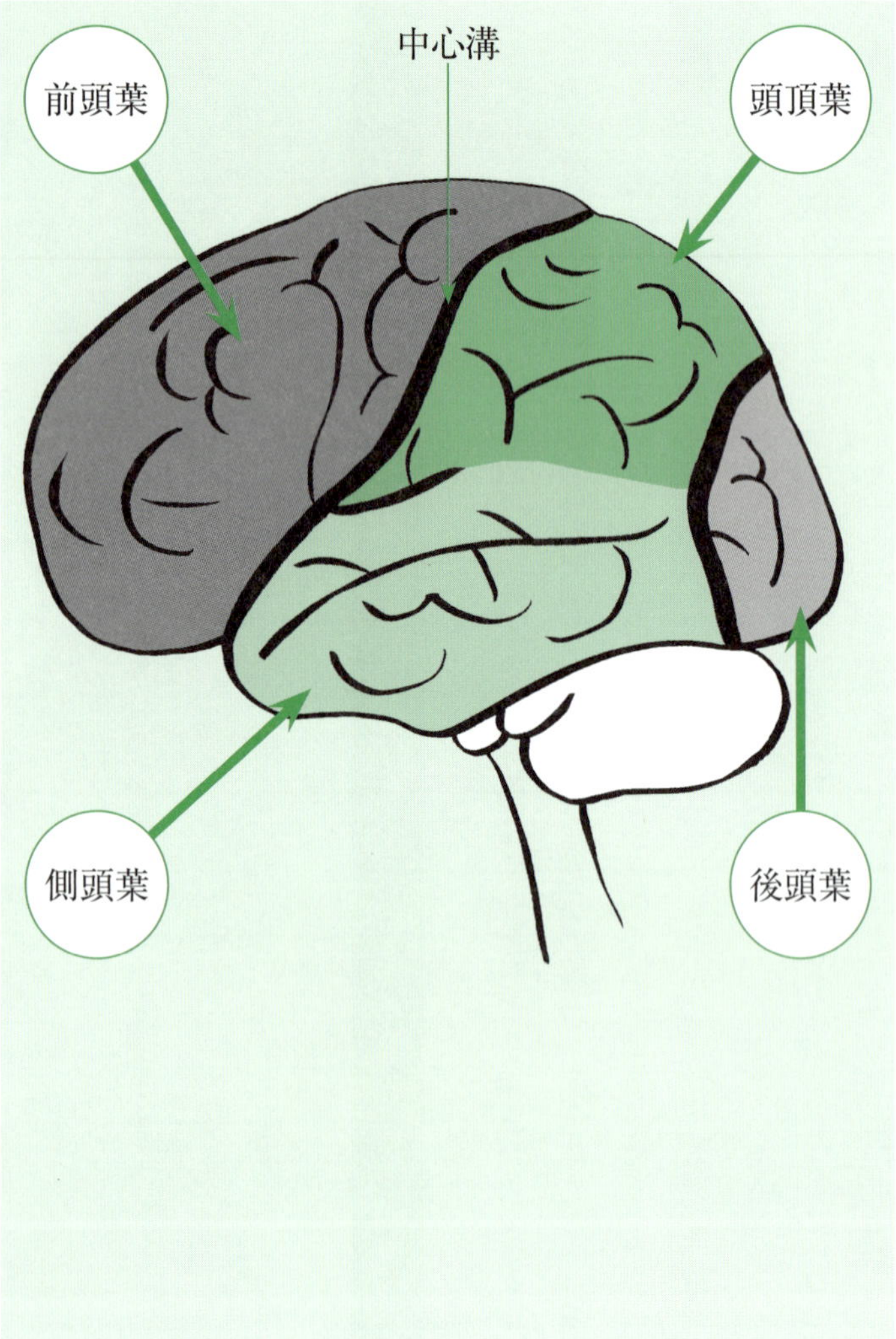

神経の代謝の状態が観察できるとして、レビー小体型認知症の診断の際にも活用される。

大脳皮質は、「前頭葉」「側頭葉」「頭頂葉」「後頭葉」の4つに大きく区分されるが、レビー小体型認知症では後頭葉の血流が低下する場合が少なくない。50～60％程度の人にみられる所見だ。アルツハイマー型認知症の場合は主に側頭葉・頭頂葉が、前《ぜん》頭《とう》側《そく》頭《とう》型《がた》認《にん》

＊ SPECT

単一光子放射型コンピューター断層撮影。「スペクト」とよばれる。single photon emission computed tomographyの略。

ガンマ線という微量の放射線を放出する薬（放射性医薬品）を静脈から注射し、体内の様子を断層状に画像化する検査。脳の血流などを調べるために利用される。MRIなどを用いても脳の萎縮などがみられない早期に異常が確認できる利点がある。全国でおよそ1300か所の医療機関にある。

＊＊ PET

陽電子放射断層撮影。positron emission tomographyの略で、「ペット」とよばれる。

SPECTがガンマ線を用いるのに対し、PETでは陽電子放出核種を用いる。

SPECTよりも画像解析度が優れており、脳の血流や脳細胞の代謝状態などを描出できる。

ただし、この検査をできる施設は限られているとともに、医療保険は適用されない。

知症《ちしょう》の場合は主に前頭葉・側頭葉の血流が悪くなることから、後頭葉に現れる血流低下はレビー小体型認知症の特徴といえる。後頭葉の内側には、視覚や色彩の認識を司る「視覚《しかく》野《や》」があるため、この部位の血流低下が幻視その他の視覚認知障害をもたらしている一因だと考えられている。

心臓を見れば診断できる!?

ＭＩＢＧ心筋シンチグラフィは、日本の「富士フイルムＲＩファーマ株式会社」によって開発された検査方法で、心筋梗塞や狭心症、心筋症など、主に心臓の交感神経の障害を見つけだすものである。従来の自律神経機能検査よりも優れた検査として広く利用されている。

ＭＩＢＧとは、3（meta）-iodobenzylguanidine（メタヨードベンジルグアニジン）の略語である。ノルアドレナリンという神経伝達物質とよく似た構造をもっているため、特に心臓における交感神経の分布や活動状態を観察するのに適した造影剤だ。ＭＩＢＧは、健康体であれば心筋に集まる（取り込まれる）特徴をもっている。そのため、逆にＭＩＢＧ

MIBG心筋シンチグラフィ

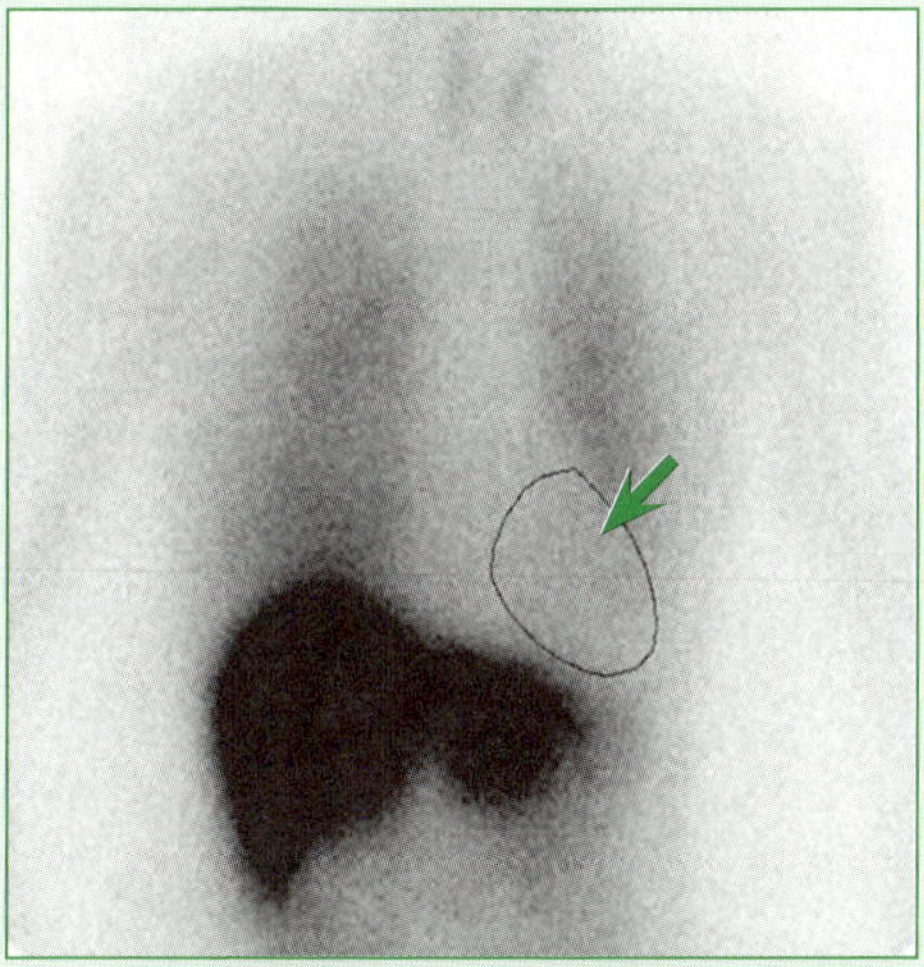

交感神経が障害されるレビー小体型認知症。
そのため、健常者やアルツハイマー型認知症の人で写る心臓が写らない。

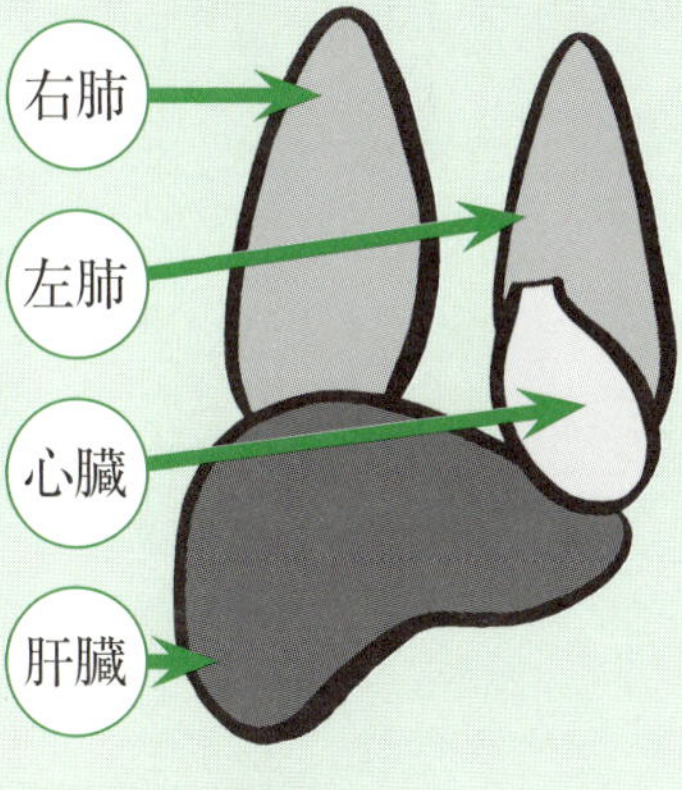

が心臓に集積しない、すなわち画像に心臓が映らないことは、交感神経が脱落・障害されている証となる。

ここ数年、このMIBG心筋シンチグラフィがレビー小体型認知症ならびにパーキンソン病の診断に有用とされ、大きな注目を集めている。なぜなら、両者とも、レビー小体に伴って心臓交感神経の変性・脱落が特異的に認められるからである（ただし、心臓に自覚症状があるわけではない）。

この検査に詳しい神経内科医の織茂智之氏（関東中央病院）によれば、レビー小体型認知症ならびにパーキンソン病の約90％においてMIBGの集積の低下が見つかるという。一方、健康な人はもちろんのこと、アルツハイマー型認知症やその他パーキンソン病の類縁疾患（進行性《しんこうせい》核上性《かくじょうせい》麻痺《まひ》＊、大脳《だいのう》皮質《ひしつ》基底核《きていかく》変性症《へんせいしょう》＊＊、多系統萎縮症など）では、この検査で正常を示す。

なお、後述するレビー小体型認知症の国際的な臨床診断基準では、このMIBG心筋シンチグラフィによる集積低下異常については記載があるものの、あまり重要視されていない。欧米においてこの検査の普及がまだ進んでいないことが理由の1つだが、今後世界的に大いに活用されることが期待される。

進行性核上性麻痺*

パーキンソン病の関連疾患の1つ。発症早期から転びやすくなるとともに、姿勢異常や眼球の運動障害が起こる。進行すると、認知障害や嚥下障害などがみられる。現在のところ、薬物による治療法はない。

大脳皮質基底核変性症**

その名のとおり、大脳皮質および基底核に変性をきたす。進行性核上性麻痺と類似しており、パーキンソン症状を伴う。また、腕や手が思いどおりに動かない「他人の手徴候」、あるいは失行・失語などを呈する。認知障害が現れることもしばしばある。

レビー小体型認知症の診断基準

近年、レビー小体型認知症は世界レベルで研究活動が盛んだ。筆者も加わっているCDLB（The Consortium on Dementia with Lewy bodies）という国際的グループは、1995年、英国において第1回のワークショップ（会議）を開催した。この翌年に、レビー小体型認知症の臨床診断基準（いわゆる「CDLBガイドライン」とよばれる）が発表された。現在は、2005年の改訂版が広く用いられている。

この診断基準によれば、認知障害を必須とし、他に「認知（機能）の変動」「幻視」「パーキンソン症状」の3つのうち2つを呈すると、レビー小体型認知症の可能性が高いとされる。1つだけ該当する場合は、「疑いあり」とされる。また、レビー小体型認知症を示唆する特徴に、「レム睡眠行動障害」「抗《こう》精《せい》神《しん》病《びょう》薬《やく》に対する過敏性」「基《き》底《てい》核《かく》におけるドパミントランスポーターの取り込み低下*」があげられている。その他にも注目すべき特徴

*基底核におけるドパミントランスポーターの取り込み低下

ドパミントランスポーターは、大脳基底核の線条体という部位で、ドパミンを再利用するために集積する（取り込む）はたらきがある。レビー小体型認知症、パーキンソン病、多系統萎縮症、進行性核上性麻痺などでは、このドパミントランスポーターの集積低下がみられる。アルツハイマー型認知症では正常なため、これを利用してレビー小体型認知症とアルツハイマー型認知症との鑑別が可能。これの検知に「ダットスキャン」（DaTscan）とよばれるものが欧州では広く用いられている。わが国ではまだ承認されていないが、近いうちに認められる予定。

レビー小体型認知症の臨床診断基準
［CDLBガイドライン］

中心的な特徴	認知障害＊1
コアとなる特徴＊2	認知の変動
	構築され、具体的な繰り返される幻視
	薬剤誘発性ではないパーキンソン症状
示唆的な特徴＊3	レム睡眠行動障害
	抗精神病薬に対する重篤な過敏性
	基底核におけるドパミントランスポーターの取り込み低下［SPECT］
支持的な特徴	繰り返される転倒・失神
	一過性の意識消失
	重篤な自律神経症状
	系統化された妄想
	他の幻覚
	うつ症状
	側頭葉内側の保持［CT、MRI］
	後頭葉の血流低下・代謝低下［SPECT、PET］
	MIBG心筋シンチグラフィによる取り込み低下
	脳波検査による全般的な徐波化
診断の可能性が低い特徴	脳血管性障害の存在
	他の身体疾患・脳疾患の存在
	重篤な認知症の時期に初めてパーキンソン症状が出現

1＊早期には著明な、または持続性の記憶障害は必ずしも起こらない場合がある。

注意・実行機能・視空間のテストにおいて障害が目立つこともある。


2＊probable（可能性例）の診断には2つ、possible（疑い例）の診断には1つが必要。


3＊1つ以上のコア特徴があり、1つ以上の示唆的特徴があればprobableの診断が可能。

コア特徴がなくても1つ以上の示唆的特徴があればpossibleの診断には十分。

probableは示唆的特徴のみで診断すべきではない。

として、「転倒・失神」「自律神経症状」「妄想」「幻覚」「うつ症状」「後頭葉の血流低下」「MIBGの集積低下」などが盛り込まれている。

CDLBガイドラインは、医師がレビー小体型認知症の診断を行うための国際的基準とされるが、内容や項目の優先順位などに対して異論・批判もある。日本における臨床現場では、このガイドラインに縛られることなく検査・診断が行われているのが現状である。

誤診されている人が多い

レビー小体型認知症という病気は、ここ数年知られつつあるとはいえ、まだまだ十分に理解されていない現状がある。そのため、本来、レビー小体型認知症と診断されるべき人たちが、診断に至っていなかったり、誤った病名を付けられたりしている例が数多く存在する。誤診されれば、自ずと誤った治療法が選択され、病状を悪化させたり、進行を早めたりすることになる。

レビー小体型認知症において誤診されやすい病気には、アルツハイマー型認知症、うつ病、統合失調症、老年期精神病、進行性核上性麻痺、大脳皮質基底核変性症、前頭側頭型認知症などがあげられる。

その筆頭はやはりアルツハイマー型認知症である。「認知症＝アルツハイマー型」という認識しかもっていない医師は少なくないため、認知障害が認められればそう診断が下されてしまう。

また、すでに述べたが、レビー小体型認知症の人にはうつ症状が長引いているような例が多く、このような場合、うつ病という診断が与えられる。その他、レビー小体型認知症の幻視は、せん妄や統合失調症の幻覚などと間違われやすい。

なお、パーキンソン症状が目立つ例でパーキンソン病と診断されるのは厳密な意味で誤診とはいえないが、その場合、レビー小体型認知症である可能性を考慮しながらの治療が求められる。

いずれにしても、早期発見・早期診断・早期治療がその後を大きく左右するのがレビー小体型認知症である。なぜなら、レビー小体型認知症は、正しい診断と適切な処方によって、症状を軽減させたり、その後の病気の進行を遅らせることもできるからだ。また、病気の特徴を早く知ることは、介護の質を高め、転倒などのリスクの軽減や、新たな症状を予防することにもつながる。何よりも、この先の生活設計を描くのに早いに越したことはない。

レビー小体型認知症と誤診されやすい病気

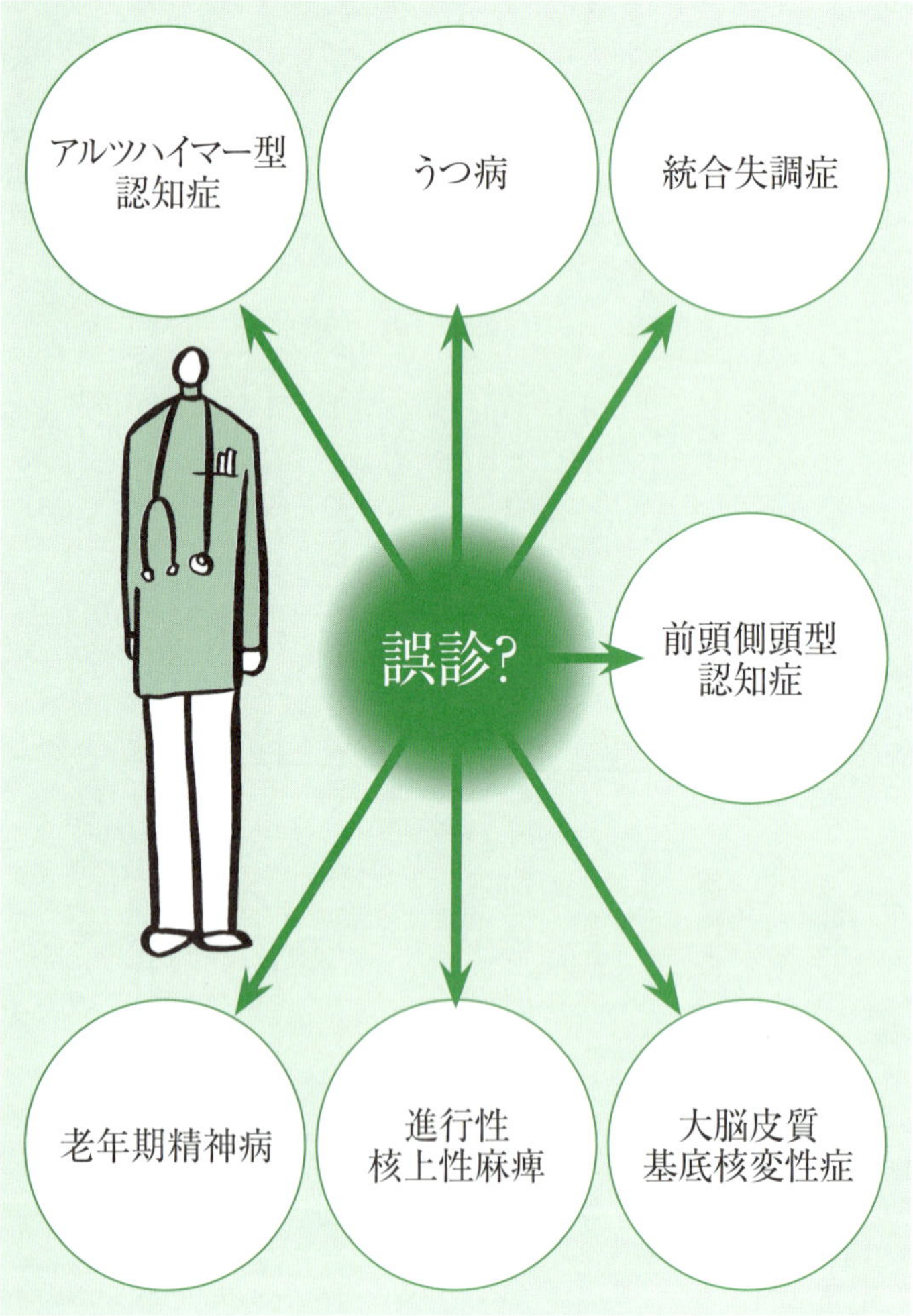

具体的には、次のうち1つでもみられたら、レビー小体型認知症を疑うべきと筆者は考える。①幻視、②レム睡眠行動障害、③抗精神病薬に対する過敏性、④うつ症状＋認知障害、⑤パーキンソン症状＋認知障害、⑥パーキンソン症状＋幻視の6つである。

2 レビー小体型認知症に対する治療

レビー小体型認知症に用いられる薬

レビー小体型認知症には、主に、①認知障害に対する薬、②幻視・妄想などに対する薬、③パーキンソン症状に対する薬が必要に応じて用いられる。その他、自律神経症状やレム睡眠行動障害、うつ症状などがある場合は、適宜、それぞれに見合った薬が処方される。

繰り返しになるが、レビー小体型認知症は多彩な症状をもつ病気である。そのため、治癒したい、あるいは軽減・緩和させたい症状に優先順位をつけて薬の処方を行うのが定石である。

先に、レビー小体型認知症における薬剤過敏性について述べたが、それは〝諸刃の刃〟

であるという見方もある。すなわち、少量の薬が悪影響をもたらすということは、逆に少量で劇的に効果をあげる場合もありうる。いずれにしても、レビー小体型認知症の治療は医師による薬の〝さじ加減〟が大きなカギをにぎっている。

主な商品名	種別
アリセプト	認知症薬
レミニール	認知症薬
イクセロン／リバスタッチ	認知症薬
メマリー	認知症薬
抑肝散	漢方薬
セロクエル	非定型抗精神病薬
ルーラン	非定型抗精神病薬
ジプレキサ	非定型抗精神病薬
リスパダール	非定型抗精神病薬
エビリファイ	非定型抗精神病薬
メネシット／マドパー／ネオドパストン	レボドパ含有薬
コムタン	酵素阻害薬
エフピー	酵素阻害薬
トレリーフ	レボドパ賦活薬
レキップ	ドパミンアゴニスト
ビ･シフロール	ドパミンアゴニスト
ペルマックス	ドパミンアゴニスト
ドプス	ノルアドレナリン補充薬

レビー小体型認知症に用いられる主な薬

症状	一般名
認知障害	ドネペジル
	ガランタミン
	リバスチグミン
	メマンチン
幻視・妄想	抑肝散
	クエチアピン
	ペロスピロン
	オランザピン
	リスペリドン
	アリピプラゾール
パーキンソン症状	レボドパ
	エンタカポン
	セレギリン
	ゾニサミド
	ロピニロール
	プラミペキソール
	ペルゴリドメシル
	ドロキシドパ

	主な商品名	種別
	デプロメール／ルボックス	SSRI
	パキシル	SSRI
	ジェイゾロフト	SSRI
	トレドミン	SNRI
	レメロン／リフレックス	NaSSA
	デジレル／レスリン	SARI
	デパス	抗不安薬
	ワイパックス	抗不安薬
	リボトリール／ランドセン	抗てんかん薬
	ロゼレム	メラトニン受容体刺激薬
	レンドルミン	睡眠導入薬
	アモバン	睡眠導入薬
	リスミー	睡眠導入薬
	マイスリー	睡眠導入薬
	ルネスタ	睡眠導入薬
	メトリジン	血管収縮薬
	ジヒデルゴット	血管収縮薬
	ベシケア	抗過活動膀胱薬
	デトルシトール	抗過活動膀胱薬

レビー小体型認知症に用いられる主な薬

症状	一般名
うつ	フルボキサミン
	パロキセチン
	セルトラリン
	ミルナシプラン
	ミルタザピン
	トラゾドン
不安	エチゾラム*
	ロラゼパム*
レム睡眠行動障害	クロナゼパム
	ラメルテオン
不眠	ブロチゾラム
	ゾピクロン
	リルマザホン
	ゾルピデム
	エスゾピクロン
起立性低血圧	ミドドリン
	ジヒドロエルゴタミンメシル
頻尿	コハク酸ソリフェナシン
	酒石酸トルテロジン

*抗不安薬については使用を控えることが望ましい。

認知症薬「アリセプト」

わが国で唯一の認知症薬として長らく用いられてきた「アリセプト」（一般名・ドネペジル）は、日本ならびにエーザイ株式会社が世界に誇る発明だ。今では世界の90か国以上で発売されている。日本では１９９９年に認可され、２０１１年の国内売上高は１４４２億円にのぼる。

アリセプトは、「コリンエステラーゼ阻害薬」といわれる。作用のメカニズムは次のように説明される。

脳内では、シナプスとよばれるいくつもの神経細胞同士が刺激（情報）をやりとりしている。その伝達を担っている物質の１つに「アセチルコリン」がある。これが、認知症の認知障害に深く関わっている。

アルツハイマー型認知症の脳ではこのアセチルコリンの濃度が減少する。その原因をつくっているのが「コリンエステラーゼ」とよばれる酵素だ。したがって、この酵素のはたらきを抑えることで、結果的にアセチルコリンの濃度を高め、神経伝達を活発化させると

アリセプト

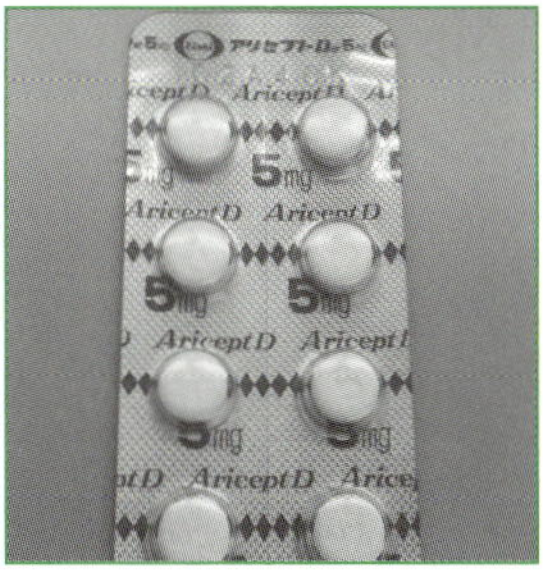

いうのが、アリセプトの仕組みである。ただし、病気が進行すると、アセチルコリンそのものが減少してしまうため、いくらコリンエステラーゼを阻害しても効果は得にくくなる。

アリセプトの用量には3㎎・5㎎（軽度・中度者用）、および10㎎（重度者用）の3種類があり、それぞれ錠剤・口腔内崩壊錠（口の中で溶ける錠剤）・ゼリー・顆粒《かりゅう》が用意されている。

効果は、認知機能の改善と認知障害の進行の抑制だ。それがＡＤＬ（日常生活動作）の向上にもつながる。また、幻覚や妄想、興奮などの精神症状を抑える効果も認められている。記憶や見当識の向上がみられない場合でも、「表情が明るくなった」「物事に前向きになった」「同じことを言う回数が減った」などの効果が確認されることも多い。

副作用は、食欲不振・吐き気・下痢など、主に消化器症状として現れやすい。また、脳内のアセチルコリン濃度が上がることにより、落ち着かなくなったり、怒りっぽくなるなどの精神症状がみられる人もいる。

ところで、薬には「進行抑止薬」（病気が進行するのを止める薬）と「対症療法薬」（症状をやわらげる薬）とがある。アリセプトは、あくまで後者の対症療法薬である。つまり、病気の進行をいくらか遅くすることはできるものの、認知症を完治させたり進行を食い止めたりすることはできない。

なお、アリセプトは２０１１年に特許切れを迎えたため、他の製薬メーカーからジェネリック（同じ有効成分をもつ、より安価な後発品）の発売が開始されている。そのメーカーの数は30社にのぼる。

アリセプトとレビー小体型認知症

原則的に、アリセプトはアルツハイマー型認知症にのみ処方することができる（医療保険が適応される）薬である。法的にはそうだが、実際の医療現場では家族への説明・同意のもとにレビー小体型認知症にも用いられている［この問題については211頁参照］。

実は、アリセプトはアルツハイマー型以上にレビー小体型において効果を示すことが知られている。なぜなら、レビー小体型では、アルツハイマー型以上にマイネルト基底核という部位における神経細胞の脱落が強く、アセチルコリンが脳内で減少しているためだ。これに関して筆者は、1990年代の初め頃よりアリセプトがレビー小体型認知症に効くということを提言したり、自ら治験を行ってエビデンス（科学的根拠）を示したりした。けれども、それに対して製薬会社は関心を示すことが少なく、結局、今に至るまでアルツハイマー型認知症のみの適応薬として存在している。

筆者は、レビー小体型認知症に対する薬物療法において、アリセプトを「ファーストチョイス」（第一選択）として推奨している。アリセプトは、認知障害の改善・進行抑制だけでなく、幻視や妄想、アパシー［053頁参照］などにも有効だ。ただし、薬剤過敏性の点からは用量に配慮が求められる。そのため、3㎎ではなく、1.5㎎あるいは1㎎から始める例もある。一方で、10㎎で特段の副作用を呈することなく、効果を示す人もいる。こうした症例を背景に、安全と効果の観点から積極的に高用量を使うべきと主張する医師もいる。

漢方薬「抑肝散」の効果

抑肝散《よくかんさん》は、入浴剤メーカーとしても有名な株式会社ツムラによる漢方薬である。漢方医学においては、古くから「肝」の文字は心や精神を指す。もともとは子どもの夜泣きや疳《かん》の虫などに用いられ、成人の不眠症や神経症などにも使われてきた。

２００５年に、東北大学医学部のグループが認知症に効果を上げたという報告を行い、注目されることとなった抑肝散。ここ数年、認知症の人における幻覚・妄想や興奮・暴力などの精神症状に対する効果が広く知られ、服用者は急増している。筆者を中心とした全国規模の臨床研究により効果が明らかにされて以来、とりわけ最近では、幻視や妄想がみられるレビー小体型認知症の人に使用されることが多い。認知（機能）の変動やレム睡眠行動障害に対しても効き目を現すことがある。

作用メカニズムは十分明らかにされているわけではないが、①脳内の興奮性神経伝達物質であるグルタミン酸の放出を抑える、②グルタミン酸の過剰状態を制御するグルタミン酸トランスポーターを刺激する、③セロトニン神経系を抑える、といわれている。効果は

2～4週間前後で現れる。

アリセプトは消化器症状を起こしたり、まれにパーキンソン症状を悪化させたりする場合があるが、抑肝散はこうした副作用を生じさせることは少ない。ただし、低カリウム血症や浮腫《ふしゅ》（むくみ）をまねくことがある。また、難点をいえば、漢方薬であるため、量が多く、苦みがあることだろう。

抗精神病薬には注意

幻視や妄想の軽減には、アリセプトや抑肝散を用いるのが妥当であるが、効果がなかったり副作用が生じたりする場合には、少量の抗精神病薬が使われる。

抗精神病薬には、「定型抗精神病薬」と「非定型抗精神病薬」がある。前者の代表としては「コントミン」「セレネース」「ドグマチール」などが、後者には「リスパダール」「ルーラン」「ジプレキサ」「セロクエル」などがあげられる。レビー小体型認知症には、定型抗精神病薬よりも、錐体外路症状《すいたいがいろしょうじょう》*が出にくい非定型抗精神病薬のほうが用いられる（国際的にはセロクエルが推奨されている）。

レビー小体型認知症は、定型・非定型を問わず抗精神病薬に過敏に反応することがしばしばある。たとえば、「過鎮静《かちんせい》」といって、興奮を抑える作用が強すぎて、感情や思考、動作などが思いどおりにはたらかない状態になることもある。具体的には、ボーッとする、表情が乏しい、口数が減る、眠気が著しいなどだ。

また、歩行障害や筋固縮などのパーキンソン症状を悪化させたりもする。このような薬の影響によるパーキンソン症状の出現・悪化は、「薬剤性パーキンソニズム」といわれる。徐々に寝たきりになってしまうような例もあるので注意を要する。

なお、抗精神病薬をレビー小体型認知症に用いる場合は「適応外処方」［211頁参照］となる。そのため、医師による十分な説明と本人・家族の同意が必須とされる。

＊錐体外路症状

大脳基底核という部位が主に関与する神経学的症状。「筋緊張亢進・運動減退症候群」と「筋緊張低下・運動亢進症候群」の2つに大別される。前者はパーキンソン症状などを指す。後者の症状には、手足が落ち着かない「アカシジア」や、体がクネクネする・口がモグモグする「ジスキネジア」、体や首が引きつる「ジストニア」などがある。

パーキンソン症状には抗パーキンソン病薬

抗パーキンソン病薬は、その名のとおり、パーキンソン症状をターゲットとした薬である。種類には「レボドパ(Lドーパ)含有薬」「ドパミンアゴニスト(ドパミン受容体刺激薬)」「抗コリン薬」「酵素阻害薬」「ノルアドレナリン補充薬」などがある。

主なレボドパ含有薬には「メネシット」や「マドパー」などが、ドパミンアゴニストには「ペルマックス」や「ビ・シフロール」などがあげられる。どれも随意運動(自分の意志に基づく運動)に不可欠な神経伝達物質のドパミンを補ったり、はたらきを高めたりする作用があり、もっとも使われる頻度が高い。ドパミンアゴニストは、レボドパ含有薬と比較して効果時間が長く、症状の変動も少ない。

抗パーキンソン病薬を使う難しさ

抗パーキンソン病薬はもちろん効果的な場合があるが、使うことによるデメリットも併せもつ。

第1に、抗パーキンソン病薬は、レビー小体型認知症の人の場合、パーキンソン病の人より効き目がいくらか劣るとされる。

2番目として、効果切れの問題がある。薬が効いている状態を「オン」、効いていない状態を「オフ」とよぶが、抗パーキンソン病薬は、数年を経過すると、以前と比べて効果が弱まり、次の服薬の時間までに効果が切れて、症状が以前に戻ったり、かえって悪くなったりしてしまう。これをwearing-off（ウェアリングオフ）という（英語で「効果がすり切れる」という意味）。そのため、オンとオフが1日の間で交互に生じ、症状が変動することになるのだ。

もう1つは、アセチルコリンとドパミンというはたらきの異なる神経伝達物質における相互作用の問題である。両者はいわばシーソーのような関係にあり、健康な人であればバランスが保たれている。すでに述べたとおり、パーキンソン症状はドパミンの減少によって起こるわけだが、ドパミンの減少は認知機能を担うアセチルコリンのはたらきを強める。逆に、ドパミンが増えると、アセチルコリンは弱まる。こうした現象を「拮抗作用《きっこうさよう》」とよぶ。この理屈に基づくと、抗パーキンソン病薬によってドパミンを活発化させると、認知

アセチルコリンとドパミンの拮抗作用

アセチルコリンが増えると……

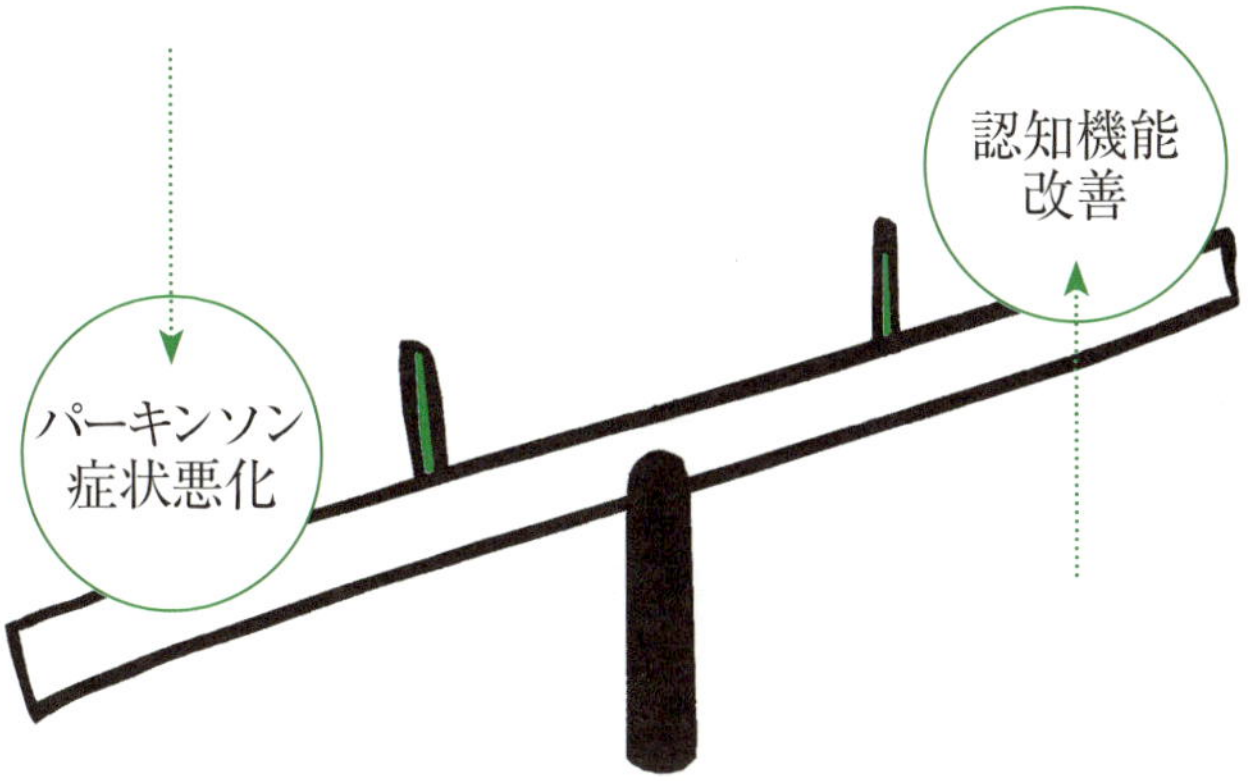

ドパミンが増えると……

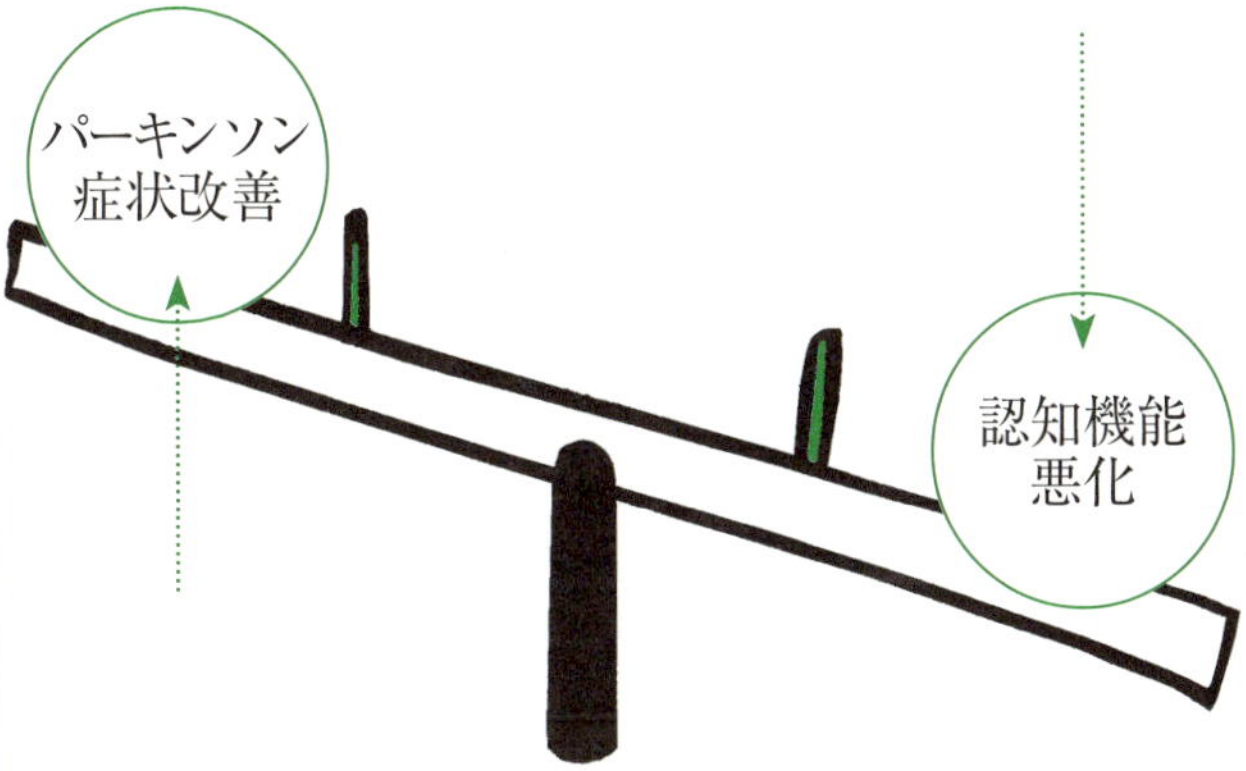

障害が悪化してしまうことになる。いわば、「あちらを立てれば、こちらが立たず」である。ただし、この点に関しては、問題が生じることはそれほど多くないため、あまり神経質になる必要はないという見方もある。

なお、抗パーキンソン病薬のなかでもとりわけ抗コリン薬（頻尿などにも用いられる）は、強まったアセチルコリンのはたらきを抑える作用をもつ。したがって、認知障害の悪化をもたらすことが多い。また、口渇や尿道閉塞、便秘などの副作用も生じることがある。そのため、原則として使用すべきではない。

脳に刺激を与える治療法

パーキンソン症状に対しては、薬ではなく、脳に刺激を与える治療法も散見されるようになっている。

その1つが、「脳《のう》深《しん》部《ぶ》刺《し》激《げき》療《りょう》法《ほう》」（ディープ・ブレイン・スティミュレーション）とよばれるものである。これは、脳の深い部位に電極を当て、電気刺激によりパーキンソン病の不《ふ》随《ずい》意《い》運《うん》動《どう》や難《なん》治《ち》性《せい》疼《とう》痛《つう》などを治療する方法だ。国内では、５０００例以上の実績があるという。最近では、うつ症状などへの応用による効果も期待されている。

これに似た「電気けいれん療法」というのもある。レビー小体型認知症の場合、薬が効かないときにこの療法が幻視・妄想などの精神症状やパーキンソン症状の軽減に効果を示すことがある。

抗うつ薬は慎重に

一般的に、うつ病は抗うつ薬によって治ることが多いが、うつ症状を伴うレビー小体型認知症の場合、効果がみられなかったり、過鎮静などの副作用が起こったりすることがある。そのため、抗うつ薬を服用する場合は注意が必要となる。

うつ症状に対する抗うつ薬は、ＳＳＲＩ（選択的セロトニン再取り込み阻害薬）、ＳＮＲＩ（セロトニン・ノルアドレナリン再取り込み阻害薬）などが代表的である。レビー小体型認知症の場合は、ＳＳＲＩよりもＳＮＲＩあるいはＳＡＲＩ（トリアゾロピリジン系抗うつ薬）、トラゾドンが好ましい。古くからある「三環系抗うつ薬」「四環系抗うつ薬」などは、便秘や排尿障害などの副作用を生じることがあるため用いないほうがよい。

なお、抗うつ薬によってパーキンソン症状が悪化するということは少ない。

新たに加わった認知症薬

2011年、アリセプトが独占していた日本の認知症薬の市場に新しい薬が加わった。①「レミニール」（一般名・ガランタミン）、②「イクセロン」ならびに「リバスタッチ」（一般名・リバスチグミン）、③「メマリー」（一般名・メマンチン）の3種である。わが国ではどれも新発売であるが、諸外国では長年用いられてきた。たとえばレミニールは、2000年にスウェーデンで承認されて以来、これまで世界70以上の国・地域で使われている。

薬は販売の承認を得るために「治験」とよばれる臨床試験が課せられているが、従来、わが国ではこの治験から承認に至るまでに時間がかかることが問題視されてきた。これをdrug lag（ドラッグラグ）という。今回の新薬承認においても、諸外国に比して長期にわたる遅れが生じたことは否めない。

レミニールは、アリセプトより長期にわたって効果が持続するといわれる。イクセロンならびにリバスタッチは日本初のパッチ薬であり、湿布のように背中や腕に貼り付けるタイプだ。そのため、アリセプトで生じやすい消化器症状の副作用は少ないといわれる。また、メマリーは、他の薬と作用メカニズムが異なるため、たとえばアリセプトと併用が可能である。

いうまでもなく、3薬は日本での販売が開始されて間もないため、アルツハイマー型認知症の人に対しても投与例がまだ十分には蓄積されていない。ただ、聞こえてくる範囲においては、「どれも大きな特徴はない」「アリセプトよりも際立った効果は少ない」などの声がある。

レミニール、イクセロン・リバスタッチ、メマリーのいずれもアルツハイマー型認知症の適応薬として承認されており、レビー小体型認知症には〝建前〟のうえでは用いることができない。けれども、アリセプトがアルツハイマー型以上にレビー小体型に効果があると知られていることから、今後、積極的に用いられる機会は増えていくであろう。

ちなみに、リバスチグミンは、米国やインド、韓国などにおいて、アルツハイマー型認知症だけでなく認知症を伴うパーキンソン病*に効果があるとされ、発売の承認が得られている。また、メマンチンについてはレビー小体型認知症に関する海外文献がかなり多く、

	リバスチグミン		メマンチン
	イクセロン	リバスタッチ	メマリー
	ノバルティスファーマ（株）	小野薬品工業（株）	第一三共（株）
			アルツハイマー型認知症の中度〜重度
			NMDA受容体拮抗薬
			他との併用可
	皮膚のかぶれ・吐き気・嘔吐		頭痛・めまい・便秘・体重減少
	2000年		2002年
	2011年7月		2011年6月
	パッチ薬は国内初。標準サイズは500円玉大。日付を書くこともでき、薬剤の使用状況を確認しやすい。		アリセプトと併用すると、現在3年ほど遅延できる進行を5年まで引き延ばせるといわれている。

国内で発売されている認知症薬

一般名	ドネペジル	ガランタミン
商品名	アリセプト	レミニール
製造・販売	エーザイ(株) ファイザー（株)	ヤンセンファーマ(株) 武田薬品工業(株)
適応	アルツハイマー型 認知症の軽度～重度	アルツハイマー型 認知症の軽度～中度
作用	コリンエステラーゼ阻害薬	
併用の可否	メマリーとの併用可。他とは不可	
副作用	吐き気・嘔吐・食欲不振・ 下痢	吐き気・嘔吐・食欲不振
海外承認年	1996年	2000年
国内発売年月	1999年11月	2011年3月
備考	3mgおよび5mgは ジェネリックあり [10mgはアリセプトのみ]。	アリセプトに比べ、 長期的な効果が 期待できるとされる。

効果も報告されている。

認知症を伴うパーキンソン病*

その名のとおり、認知症を伴ったパーキンソン病のこと。

「CDLBガイドライン」によれば、パーキンソン症状を発現した後、1年以上経てから認知障害が現れたものと定義付け、レビー小体型認知症と区別している。

ただし、これには多くの批判があり、1年以内であろうと1年以降であろうと、どれもレビー小体型認知症ととらえられる。

筆者の研究においても、認知症を伴うパーキンソン病は病理学的にレビー小体型認知症と同じであることを明らかにしている。

part IV

レビー小体型認知症を
かかえて
生きる人たち

レビー小体《しょうたい》型《がた》認《にん》知症《ちしょう》の症状は多様であり、どのような症状が、いつ、どの程度現れるのかは個人差が大きい。また、その後の症状の変化や病気の進行具合なども違う。

ここでは、参考となるレビー小体型認知症の症例、ならびに闘病の過程をみていくことにする（プライバシー保護のため、部分的に事実関係は改変してある）。

レビー小体型認知症の典型例

男性Mさんの例である。次々と現れる症状から、レビー小体型認知症の診断に至るまでの典型的な経過がよくわかる。

Mさんは、地元の旧帝国大学卒業後、工作機械のエンジニアとして勤務していた。

59歳になった頃から、夜中に時々、「床に蛇が這っている」「扉の後ろに誰かいるような感じがする」と訴えるようになった。以後も、ひと月に数回の頻度でこうしたことがあったが、日常生活に支障をきたすことはなく、そのため病院を受診することはなかった。時期は不明だが、睡眠中に大声をあげたり、脚を大きくバタバタさせたりといった言動も時折みられた。

72歳頃より、両腕がふるえるようになるとともに、歩こうとするとすくみ足が生じた。また、もの忘れを伴い始めたことで、74歳のときに勤務していた職場を退職した。

76歳のとき、Mさんはかかりつけ医から紹介された「もの忘れ外来」を受診。「オスとメスのキングコングが目の前でセックスをしているのが見える」と訴えるとともに、「『クロちゃん』というノラクロのような不愉快な生き物が、自分の周りをウロウロしている気配がする。でも、何回確認してもクロちゃんは現れない」と話した。

この初診では、記憶や見当識などに明らかな障害は見つからなかったが、時計《とけい》描画《びょうが》テストおよび錯綜図《さくそうず》検査《けんさ》で視覚認知障害が確認された。また、他の身体的検査で特別な異常は見つからなかったものの、パーキンソン症状である動作の緩慢《かんまん》さと軽度の仮面様顔貌《かめんようがんぼう》、安静時の手指《しゅし》振戦《しんせん》が認められた。起立テストによって起立性低血圧があることがわかり、自律神経症状も確認された。そして、画像検査などを参考に、Mさんはレビー小体型認知症と診断された。

うつと妄想に悩まされた例

次に、Yさん（男性）のケースを紹介したい。レビー小体型認知症に特徴的なうつ症状と妄想に悩まされた例である。

国立大学卒業後、大手企業の役員をしていたYさん。まじめな性格で、妻と二人暮らしをしていた。

67歳のときに退職するが、その際、保険会社とトラブルが生じた。大した問題ではなかったものの、Yさんにはそれがストレスとなり、不眠や疲労感、憂うつといったうつ病のような症状をきたした。近くのクリニックで抗うつ薬を処方されるものの、いっこうによくならなかった。

そのうちに、Yさんはつじつまの合わないことやわけのわからないことを口にするようになった。落ち着きがなくなり、包丁で自分の胸を刺して自殺を試みたため、精神科病院に入院となった。

うつ症状とともに、「黒い服を着た男の人が立ってこっちを見ている」という幻視があり、また、「悪いことをしてしまった。罪をおかしてしまった」という罪業妄想《ざいごうもうそう》、ならびに「人から悪さをされる」といった被害妄想もみられるようになった。

明らかな認知症はみられなかったが、軽い記憶障害と見当識障害があった。Yさんは「ボケてしまいました。何とか治してください」と訴えた。パーキンソン症状などの神経学的異常はみられなかった。

「みんなから犯人扱いされてる」などの被害妄想がひどくなったが、日によって症状に波があった。ドネペジルと抑肝散《よくかんさん》を服用すると、間もなくこうした被害妄想はなくなるとともに、幻視も目立たなくなった。

Yさんの表情はやや乏しく、少し脂ぎった顔つきであった（パーキンソン病に特徴的な「仮面様顔貌」と「脂漏性顔貌《しろうせいがんぼう》」）。動作が遅くなっていたが、明らかなパーキンソン症状はみられなかった。ADL（日常生活動作）も保たれていた。画像検査を行うと、脳の軽度の萎縮と頭頂葉《とうちょうよう》から後頭葉《こうとうよう》に至る血流低下が確認できた。

その後、経過が良好だったため、半年後に退院。退院後は、外来への通院を続けていた。

やがて、思考がまとまらず、回りくどい発言と、記憶障害、動作の緩慢さが目立ってきた。そして、筋固縮《きんこしゅく》・小股歩行といったパーキンソン症状が加わるようになってきた。

Yさんは70歳になったとき、腎不全に肺炎を合併して亡くなった。

「純粋型」の女性の例

レビー小体型認知症における、いわゆる「純粋型」【103頁参照】の女性の例である。病気の兆候が現れたのは30歳代だった。

Uさんは、まじめで几帳面で頑固。そして仕事熱心な女性だった。

37歳頃から動作が鈍くなり、口数が少なくなった。ただし、日常生活や仕事に支障はなかった。

39歳のとき、通勤に使っていたオートバイでの運転中、頻繁に転倒するようになった。病院を受診し検査するものの、特に異常は見当たらなかった。

退職をして家事に専念するようになった41歳頃より、手のふるえと筋肉のこわばり、歩行障害などがみられるようになり、神経内科にてパーキンソン病の診断を受けた。2か月間の入院中、抗パーキンソン病薬を服用して症状は改善した。

退院したUさんであったが、2年ほど経過すると、小股歩行が再びみられるようになった。この頃からもの忘れや見当識障害も出現。また、「死んだ子の顔が見える」「窓から猫が入って来て、化粧品を持っていってしまう」などの幻視や妄想が加わるようになった。1日のなかで、認知機能の変動も目立つようになった。

46歳になると、自宅の場所がわからず、徘徊することが多くなり、入院。前屈姿勢・小股歩行・手足の筋固縮が目立っていた。振戦はみられなかった。その後、嚥下障害《えんげしょうがい》やよだれ、言語障害がみられるようになった。記憶・見当識障害も著しく、長谷川式簡易知能評価スケールの結果は0点だった。

その半年後、着替えができなくなる（着衣失行《ちゃくいしっこう》）とともに視空間認知障害が加わり、CTで脳の萎縮の進行が認められた。間もなくUさんは寝たきり状態となり、全身が衰弱し、47歳で亡くなった。病気の兆候がみられてから10年後のことだった。

誤診から正しい診断・治療へ

続いては、長期にわたり誤診をされていたものの、正しい診断と治療を経て、症状が改善した例である。レビー小体型認知症の人において非常に多くみられるケースだ。

Kさん。67歳の女性。病弱の夫との二人暮らし。近くに娘一家が住んでいて、娘がKさんをサポートしている。

Kさんは、62歳頃からうつ的になり、不眠と意欲低下が顕著になった。精神科のF病院を受診し、うつ病と診断され、抗うつ薬を中心とした治療を受けるが、あまり効果はみられなかった。

2年後、Mメンタルクリニックに変えて通院するようになるが、芳しい変化はなく、家事もあまりできなくなった。

65歳のとき、もの忘れと被害妄想がみられたため、抗《こう》精《せい》神病薬《しんびょうやく》も飲むようになったが、その影響か、手がふるえて、動作が緩慢になったので、S大学病院精神科を受診。

MRI検査において目立った脳の萎縮や脳梗塞《のうこうそく》はみられなかったが、MIBG心筋シンチグラフィによる心臓への取り込み低下があり、レビー小体型認知症または薬の影響によるパーキンソン症状が疑われ、筆者を紹介されて受診した。

Kさんは無表情で、手指振戦・動作緩慢・小股歩行が目立った。意欲低下・不眠・倦怠感・うつ症状・焦燥感があるとともに、軽度の記憶障害もみられた。また、レム睡眠行動障害および人に関する幻視もあったため、筆者はレビー小体型認知症と診断した。

それまで、抗うつ薬のパロキセチン（10mg）が2錠、抗精神病薬のスルピリド（25mg）が3錠投与されていたため、スルピリドを1錠に減量し、ドネペジル（3mg）を1錠加えたところ、2週間後にはパーキンソン症状が軽快した。表情もよくなり、歩行もスムースになった。さらに、ドネペジルを5mgに増量し、抑肝散1包を睡眠前に追加したところ、うつ症状が軽減した。朝方には意欲低下がみられるものの、午後にはテレビを観たり、味噌汁を作るようになった。幻視もあまり気にならなくなり、不十分ではあるものの家事を少し手伝うようになった。

Kさんは、「今までの5年間は何だったのか」と嘆きながらも、よくなってきたことを喜ぶようになった。

介護家族の体験談から

次は、レビー小体型認知症の妻を介護してきたSさんとの対話である。発症から現在に至る経過を通して、当事者の体験を理解していきたい。

奥様のことについて教えてください。

妻は現在69歳、性格はがんばり屋で几帳面、少し短気なところがあります。長らく郵便局で働いてました。3人の子どもたちが家を離れてからは、ずっと二人暮らしをしてます。私は71歳です。

病気の兆候はどんなものでしたか?

ヘンだなって思ったきっかけがありました。4年くらい前だったでしょうか。私の兄が死んで妻と私とで葬式に参列しました。その数週間後に、墓のことを話してたら、妻が「なんでお義兄さんが亡くなったこと、私に教えてくれなかったの?」なんて言うんです。葬式のことをすっかり忘れてるようでした。

●●●その後どんなことがありましたか?

だんだんおかしなことが増えてきましたね。大事な知人との約束をすっぽかしたり、洗濯機の中に卵が入っていたり。別宅などないんですが、もう1軒の家の戸締まりが心配だなどと言ってみたり。怒りっぽくなって、スーパーの店員とトラブルになったことも何度かありました。

●●●他にはどうですか?

いわゆる幻視ですね。最初は、家に誰もいるはずがないのに、「業者の方、いらしてるの?お茶でも出しますね」と、なんだか気味の悪いことを言い出して……。

そのうち、風呂場にグレーの猫の親子が入り込んだと言う。「そんなことあるわけないじゃないか」と強く否定しても、妻は「排水溝に逃げ込んだのよ」と耳を貸してくれませんでした。それが原因で何度も口論になりました。

●●●病院に行きましたか？

はい、昔からある市民病院へ。「少し認知症があるようです」という説明だけでした。認知症の薬（アリセプト）と精神安定剤を飲むことになりました。それが3年前です。

●●●その後はどうなりましたか？

薬を飲んでもなかなかよくならないばかりか、以前より怒ったり興奮したりする回数が増えたみたいで……。それに、歩くのがだんだんおぼつかなくなって、それからいろんな動作にも時間がかかるようになりました。

これからどうなってしまうんだろうって、不安でした。「台所の床下に男が住みついてる」なんていう妄想もでてきて、そんな妻の非現実的な世界と付き合うことにすごく疲れてしまって……。

でも、たまにとても理性的なときがあるんです。そういうときには、「私、頭がバカになっちゃったみたい。迷惑かけてごめんなさい」とか言う。本当につらいのは私より妻かもしれないって思いましたね。

●●●病院を変えたそうですが。

医者から高齢者に多い認知症と言われていましたが、何か違う。そう思って自分でいろいろと調べていたところ、レビー小体型認知症を知りました。妻の症状がぴったり当てはまることに驚いて、これに間違いないと思うようになりました。そこで1年半前、あらためて診てもらおうと、地元で割と大きめの総合病院を訪ねました。神経内科の先生からは、パーキンソン病に認知症が加わったものと説明を受けました。

●●●レビー小体型認知症と診断されてもよさそうですね。

その先生は、レビー小体型認知症についてあまり知らなかったのかもしれません。

●●●病院を変えて、奥様に変化はありましたか?

そうですね。パーキンソン病の薬も出してもらい、体の動きが悪いのは少し改善しました。

●●●幻視はいかがですか?

あいかわらずです。でも、妻も「あなたには見えないけど、私には見えるのよ」なんて言うときがあって、納得の仕方がだんだんわかってきたみたいです。私も、感情的に対応していいことはないって身にしみて、前のように叱ることはなくなりました。

●●●ところで、以前から夜中に大きな寝言などがあったそうですが。

ええ、実は十数年前から夜中にうなされて大声をあげることがよくありました。「いいかげんにして!」とか「なんでこんなことしたのよ!」なんて、はっきりとした口調で怒鳴るもんですから、私も飛び起きることがしょっちゅうありました。この病気の症状の1つだって後で知ったときは、本当にびっくりしました。

●●●最近の生活はいかがですか?

デイサービスに週2回通うようになりました。最初はすごく嫌がってましたけど、今では女性グループの中心になって、楽しくやっているみたいです。

ただ、今たいへんなのは、夜中に何度もトイレに連れて行くことですね。ゆっくりとしか動けませんから、間に合わなくて寝間着を濡らすこともしょっちゅうです。

今後のことをどんなふうにお考えですか?

今のように自宅で妻と生活していければいいですが、どうなることか……。少しずつ認知症も進んでいるみたいですし、先行きは心配です。

レビー小体型認知症をもった人は、他にも大勢いると聞いてます。ですから、そうした家族の経験や体験をもっと知って自分の参考にしたいですね。

part V

レビー小体型認知症、その介護と生活の工夫

1 病院・医師を見つける

病院・医師選びが大事

長期間におよぶ介護を続けていくにあたって、病院・医師選びは重要である。レビー小《しょう》体《たい》型《がた》認《にん》知《ち》症《しょう》の人では、正しい診断を受けるためにあちこちの病院を探して長い期間を費やしているケースが少なくない。また、診断が得られても、誤診であったり、誤った治療を受けていたりする場合が少なくない。その意味では、レビー小体型認知症に関する十分な知見・技術をもった医師を早く見つけることが何よりも大切になってくる（現実には、近隣にそうした医師が存在しないことも多い）。

認知症を得意とする病院の診療科には、「精神科」「神経内科」「老年科」「脳神経外科」

などがあげられる（精神科は「精神神経科」「神経精神科」とうたっているところもある）。レビー小体型認知症の場合もこれらの診療科を訪ねるのがベターだが、標榜しているすべての病院がレビー小体型認知症の診断・治療を十分に行えるかどうかと問われれば、必ずしもそうではない。病院によって、さらには医師によっても力量に大きな違いがある。具体的には、精神科であってもアルツハイマー型認知症には詳しいがレビー小体型認知症の知識が乏しい医師や、神経内科であってもパーキンソン病は得意とするがレビー小体型認知症には明るくない医師がいる。

ちなみに、筆者は、確かな知識と技術をもった医師のもとで診断・治療を受けてほしいとの思いから、全国のレビー小体型認知症の専門医一覧をホームページ上に掲載している（レビー小体型認知症家族を支える会、http://www.dlbf.jp/）。ここには、筆者が推奨できる医師約１２０名の氏名・所属病院名がリストアップされているので参考にされたい。

医師と上手に付き合うために

家族からすると、医師がレビー小体型認知症に関する確かな知識・技術をもっているが否かを判断するのはなかなか難しい。知識を有していない場合、「レビー小体型認知症は詳しくない」と謙虚に話してくれる医師ならよいが、なかにはそうでない医師もいたりする。そのため、経験の有無をはかるには、「先生の患者さんにレビー小体型認知症の人はかなりいますか?」などと尋ねてみるのも1つの方法だろう。

知識や技術を有していることは不可欠だが、本人や家族の話をよく聞いてくれるかどうかも大きな要素だ。なぜなら、認知症という病気は、さまざまな生活の困りごとや不便、つまずきをかかえる「生活障害」である。完治させることが不可能である以上、こうした生活障害をいかに小さくし、ＱＯＬ(生活の質)を高めていくかが最大の課題となる。それには医師が、家族や本人から生活の様子や症状の具体的状況について時間をかけてじっくりと話を聞くことが求められる。

また、レビー小体型認知症の場合、幻視やパーキンソン症状、自律神経症状、うつ症状、薬剤過敏性など、症状が極めて多彩なため、優先的にどの症状を軽減させていくかについて、家族と十分に話し合っていく必要もあろう。そのためには、家族のほうも、困っていることや気づいた異変などをできるかぎり具体的に話すことだ。効率と正確さを求めるうえでも、伝えるべき事柄をあらかじめメモして持参するのもよい。

いい医師の見分け方

信頼できる医師

話を
よく聞いてくれる

疑問点を
遠慮なく
訊くことができる

精神症状や
身体所見を
丁寧に
診てくれる

治療方針・
処方について
きちんと
説明してくれる

必要な場合、
専門医を
紹介してくれる
[セカンドオピニオンを
認めてくれる]

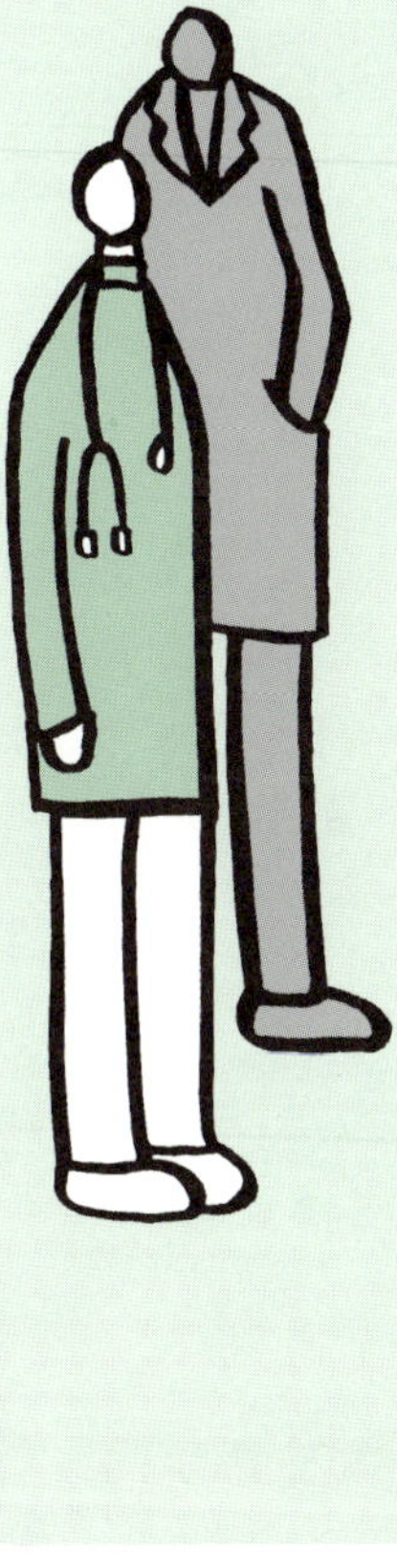

要注意の医師

所見や
生活障害を
十分把握せずに、
画像や
検査データばかり
重視する

いきなり
抗精神病薬を
使用する

一方的に
専門用語を
多用して話す

威張る・怒る

なお、医師に不信感を抱いたり、別の診断・治療の必要性を感じた場合などは、遠慮することなく他の病院を探して意見を聞くことも選択肢の1つである。これを「セカンドオピニオン」というが、本人・家族にとって大切な権利である。

column

精神科と神経内科

「精神科」と「神経内科」。そのどちらもが認知症を扱っているが、この2つの診療科が対象としている病気には違いがある。

精神科といえば、従来、認知症以外に統合失調症やうつ病、神経症などを主な対象としてきた。最近では、パニック障害や人格障害、引きこもりなどに対するニーズも増える傾向にある。

一方、神経内科は、その名のとおり内科に属する。内科のなかでも、対象は脳や脊髄、神経、筋肉などの病気である。たとえば、筋《きん》萎《い》縮《しゅく》性《せい》側《そく》索《さく》硬《こう》化《か》症《しょう》(ALS)やパーキンソン病などの神経疾患はその代表である。

なお、「心療内科」とよばれる診療科は、精神科と混同されることもあるが、ストレスなど精神的な問題をきっかけに体に変調をきたしたような病気（これを「心身症」という）を扱う。

精神科医と神経内科医とでは、いうまでもなく、身につけてきた教育や臨床経験に違いがある。それが、レビー小体型認知症に対する診療にも現れやすい。たとえば、精神科医はパーキンソン症状よりも精神症状の治療に重きをおく傾向にある。神経内科医はその逆である。また、神経内科医は精神科医よりも画像検査を重視することが多い。

2 介護の方法と対応の仕方

罹病期間はアルツハイマー型よりも短い

レビー小体型認知症の人を介護する期間はいったいどれくらいになるのだろうか。罹病《りびょう》期間《きかん》（死亡するまでの期間）を正確に測ることは難しい。筆者の研究（１９９０年）では、「通常型」は平均罹病期間６・４年、平均死亡年齢75・６歳である（「純粋型」のそれは８・７年、47・５歳）。６・４年という時間は、アルツハイマー型のそれよりも短い。

その理由として、レビー小体型認知症では病気の進行が速いということだけでなく、嚥《えん》下障害《げしょうがい》に伴う誤嚥性肺炎《ごえんせいはいえん》の頻度が高く、それが死亡につながるケースが多いことがあげられる。また、転倒による外傷・骨折などから寝たきりになることもまれではないからだ。

原因は不明だが、突然死もある。

ただし、この罹病期間についての調査は20年以上前のものであり、全体の平均寿命が伸長していることから鑑みると、現在はそれより長期化していると推察できる。いずれにしても、期間には個人差があることは明らかで、十分に予測することは難しい。また、介護の負担は量よりも質によるところが大きく、平均6・4年という時間は、各人の症状・程度などに基づく生活障害の有り様によって長くも短くもとらえられるといえよう。

病気とストレス

レビー小体型認知症やパーキンソン病の人は、性格傾向としてまじめ・几帳面・勤勉・正直な人が多い。また、いつも不安感や焦燥感などをかかえている人も少なくない。うつ病にもこうした傾向がみられることはよく知られている。科学的根拠は十分ではないが、まじめで几帳面であるがゆえにストレスをかかえやすく、それが病気の発症や進行に何らかの形で影響していると考えることはできる。

アルツハイマー型認知症の人では、「リロケーションダメージ」といわれるものがある。

転居や入院など、環境が変わることが多大なストレスとなり、精神症状をまねいたり、病気を進行させたりしてしまう。

レビー小体型認知症を含む認知症という病気において、ストレスを避けるにこしたことはない。ゆえに、日常の生活のなかで、心配事や環境の大きな変化、あるいは介護者による叱責など、ストレスの原因となるもの（これを心理学用語ではストレッサーという）をできるだけ取り除いたり遠ざけることは必要と思われる。

幻視への基本的な態度

幻視とは、字面のとおり〝幻〟が見えるものだが、レビー小体型認知症の人にとってはけっして夢や幻とは思えないほどリアリティ（真実味）をもって、いきいき・くっきりと見える。また、本人がその症状に対して一番戸惑い困っている状況にある。介護者は、そのことをまず理解しておかなければならない。したがって、介護者がもつべき基本的な態度・姿勢としては、本人の「見えている」という事実にまず理解を示し、受け止めることである。

「そこに大きなトカゲがいる」などと言われれば、つい「そんなものはどこにもいない」などと正したり、現実の世界に引き戻したくなったりするが、強く否定したからといって、幻視がなくなるわけではない。また、「何もいないでしょ！」「そんなことあるはずがない！」「錯覚に決まってる！」といった感情的な対応は、本人の混乱・興奮やストレスを高めたり、うつ症状をひどくさせたりすることもあるため、利はない。はぐらかす、ごまかすといった言動も同様だ。

従来、認知症の人への対応として良しとされるのは、〝説得より納得〟である。これは、レビー小体型認知症の人の幻視についても当てはまる。何よりも相手の世界を認めることが大切だ。それには、何がどのように見えているのか尋ねたり耳を傾けたりすること、また、それに対して本人がどう感じているか（気持ち悪い、怖い、うっとうしいなど）を十分にくみ取ることである。

幻視が現れたときは……

レビー小体型認知症の人の幻視を受け止めるといっても、それは介護者が「本当だ」「気持ち悪い」などと同調するのとは少し異なる。ひどく怖がっていたり興奮していたりする場面では、介護者が見えない相手を追っ払ったり、やっつけたり、おまじないをして消すような演技も必要になるかもしれないが、大事なのは本人の気持ちに寄り添うことである。「私には見えないけれど、あなたには見えるのだからしかたがないですね」「この病気にはよくあることで、見えるのもムリはないですよ」「近づいてきたり悪さをしたりしないから大丈夫」などのような応対が望ましい。

数センチ先あるいは数メートル先にある幻視は、近づいたり触ってみたりすると消えることが往々にある。そのため、こうしたアプローチも1つである。ただ、本人は気味悪がって近寄ろうとしないことが多いため、「じゃあ、一緒にそこへ行ってみましょう」と導いて触れてみて、「ほら、消えちゃうでしょう」と納得してもらうとよい。

また、幻視においては、動物や人が近寄ってきたりついて来たりすることはないという特徴を利用して、いったんその場を離れる、外に出かけるなどの方法で奏功することもある。その他、幻視は暗がりや陰になっている場所で、あるいは夕暮れ時や夜間に起こることが少なくない。したがって、照明をつけたりカーテンを開けるなどして、幻視がなくなる場合もある。なお、夕方・夜間に幻視が多く現れるのには、外的な要因の他、疲労や視覚を含む認知機能の低下も関係していると思われる。

幻視との〝付き合い方〟

幻視という症状は、病気が進行し重度になるにつれ治まる（消失する）ものだが、初期・中期には頻繁に現れ、介護者は日々その対応に苦慮するケースが多い。

そこで、生活を営む住まいにおいては、幻視を誘発させない工夫、つまり防止策も必要だ。夜中の幻視に困っている場合は、枕元のライトの照度を上げておくことで防げることもある。また、部屋に散らかっている物を片付ける、じゅうたんや畳のゴミ・しみを取り除く、壁紙の図柄・模様をシンプルなものに替えるといった工夫も、幻視の頻度を減らすことにつながる。毎朝、トーストのパン屑が虫に見えて困っていた人の場合では、フレンチトーストに変えたところ、幻視が軽減したという例もある。

なお、介護者は、「何が」「どこで」「どんなときに」「どんな状況で」見えたかなど、幻視の状況を具体的に記録しておくとよい。その人なりの幻視のパターンを把握することは、対応策を見つける手立てになるとともに、本人の心身の状態をはかる目安にもなる。

ところで、レビー小体型認知症の人は、幻視を日々経験するにつれ、次第にそれが自分にしか見えないことを理解し、病気の症状として受け入れていくことがよくある。それまでには辛抱やある程度の期間が必要とされるが、こうした境地に至ることができれば、本人ならびに家族とも精神的な負担は減る。また、自分なりに幻視の対処法を身につけていく人もいる。あるレビー小体型認知症の人は、「知らない人たちが家にあがりこんでるから気味悪いけど、2階にまではついて来ない。いったん上がって降りてくるともう消えてる」と言い、幻視とそれなりに折り合いをつけている。

問題にならない思い込み、問題になる妄想

レビー小体型認知症の幻視は妄想を伴うことがよくある。先に、猫が食卓のおかずを盗むと信じたり、配偶者が不倫していると思い込んだり、蛾が飛んでいるので殺虫剤をまいたり、不審な男を見つけて警察に通報したりというような例をあげた。いずれも幻視（猫、蛾、不審な男、不倫相手）に基づいたものである。

たしかに、周囲の者にとっては理解に苦しむ頑なな思い込み（つまり妄想）かもしれな

いが、目の当たりにしている本人からすれば、それを理由づけたり、どうにかしようとするのは妄想などではなく、当然の〝対処行動〟だといえる。したがって、特段に害がなければ問題視する必要がないこともあろう。たとえば、子どもたちが遊びに来ている（と思い込んでいる）ためおやつを用意するといったものだ。

ただし、本人がとても怖がっている、あるいは行動が看過できないようなとき（たとえば嫉妬《しっと》が高じて暴力をふるう、火事だと思い込んで部屋中に水をまくなど）は、やはりなんとかして妄想を抑える必要がでてくる。アリセプトや抑肝散《よくかんさん》で軽減できることもあるが、それでも治まらない場合、どうしたらよいのだろうか。

妄想というのは「勘違い」ではない。確信に基づいているため、本人は妄想という自覚がないのはもちろんのこと、他者が「そんなことはない」とどれだけ訂正しようとしても翻すことは難しい。否定すればするほど、「証拠をつかんでやる」と行動がエスカレートする場合もある。

対応は、それぞれのケースに応じて工夫していくしかないが、一般に「否定も肯定もしない」のがよいとされる。「そんなことあるんですかねえ」「気のせいかもしれませんよ」といった受け答えが望ましい。また、関心を他に向けることが効果的な場合もある。いず

さまざまな妄想

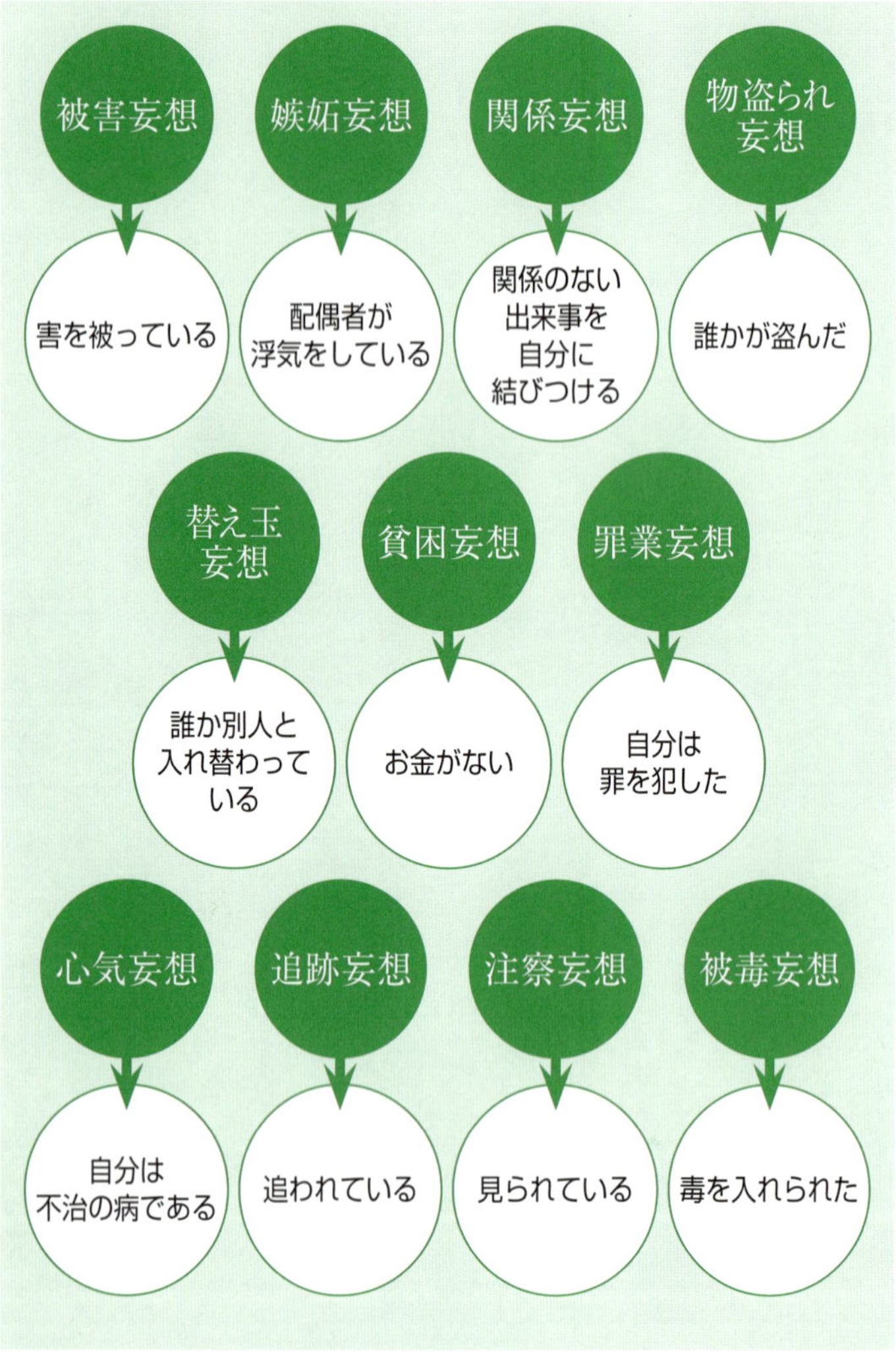
被害妄想
害を被っている
嫉妬妄想
配偶者が
浮気をしている
関係妄想
関係のない
出来事を
自分に
結びつける
物盗られ
妄想
誰かが盗んだ
替え玉
妄想
誰か別人と
入れ替わって
いる
貧困妄想
お金がない
罪業妄想
自分は
罪を犯した
心気妄想
自分は
不治の病である
追跡妄想
追われている
注察妄想
見られている
被毒妄想
毒を入れられた

れにしても大事なのは、妄想は本人が一番苦しく不安だという点を理解することである。その意味では、本人の気持ちを受け止め、安心させる言葉や態度がもっとも必要とされる。

認知障害と認知の変動への対応

初期のレビー小体型認知症には、記憶などの認知障害の軽い人がかなりいる。幻視などの症状があっても、知的能力全般が低下していることにはならない。したがって、介護者の基本的な姿勢としては、嘘やごまかし、一時的な気休めなどは控えることが大切である。また、どの認知症にもいえるが、病気が進んでも本人のプライドや尊厳が損なわれることはない。したがって、介護者が本人のできることを先回りして介助する、話を受け流す、本人に尋ねることなく重要なことを決めるといったことは避けたい。

ところで、レビー小体型認知症の人には、「認知（機能）の変動」という症状があることも忘れてはならない。大事なことを伝えたり、何かお願いしたりする場合は、認知レベルが高い状態のときに行う必要がでてくる。そして、上がったり下がったりする程度や時間（期間）などは人それぞれ異なるため、個々の特徴をつかむことも必要である。それには、「日中寝てばかりいるときと活動的なとき」「会話が通じないときときちんと成り立つとき」「慣れたトイレを使えるときと使えないとき」など特定の状況に注意をして、意識的に観察するとよい。

転倒に気をつける

レビー小体型認知症の人は転倒することがとても多い。アルツハイマー型認知症の人よりも10倍転びやすいという報告もある。転倒は大腿骨頸部骨折《だいたいこつけいぶこっせつ》や脳外傷などをもたらし、ひいてはそれが廃用性症候群《はいようせいしょうこうぐん》＊や寝たきりに至ることもあるため十分注意が必要である。大事には至らないとしても、転倒後に「また転ぶかもしれない」という恐怖心から、活動の低下や引きこもりなどを生じさせることもある。

レビー小体型認知症の人の転倒は、主にパーキンソン症状、視覚認知障害、起立性低血圧などが引き金になって、あるいはそれらが複合することによって起こる。また、睡眠導入薬や抗不安薬などの副作用ということもある。

パーキンソン症状による小股歩行、突進歩行、姿勢反射障害、足首・膝の筋固縮《きんこしゅく》などは、転倒をもたらす主な要因である。歩く際に前のめりになったり、つまずいたり、バランスが保てなかったり、止まれなくなったりする。倒れそうになった際、高齢者では反射機能も低下しているため、とっさに手をつくことが難しいということもある。

こうしたパーキンソン症状による転倒を防ぐには、関節周りの筋肉が硬くならないよう、普段から身体を動かすよう努めることが必要となる。そのためにも、靴下を履く、歯をみがくなどの生活行為は、時間を要しても自分で行う日々の継続性が大切だ。また、必要であれば、体操・機能訓練・マッサージなども取り入れる。体操には、パーキンソン症状に特化した「パーキンソン病体操」といったものが数多く提唱されている。

転倒を防ぐには、生活空間にも十分気を配る必要がある。つまずきやすいものや滑りやすいもの、怪我につながるようなものは可能なかぎりなくす。床には、新聞やリモコン、

廃用性症候群*
安静・不活発な状態が長期に続くことによる、心身のさまざまな低下・障害。たとえば、筋力低下、拘縮、褥瘡、便秘、認知障害、起立性低血圧など。

その他こまごましたものは置かない。玄関マットなども外したほうがよい。家具は凹凸がないように配置し、家電製品のコード類は壁際に沿わせる。台所や洗面所の床面などは、水で濡れたら、そのつど拭き取るようにする。

また、服装にも配慮することが大切だ。ズボンの裾は短めにして引っかからないようにする。転倒予防用に作られた靴下や、ヒッププロテクター（クッションの入った下着）なども販売されているので、必要であれば着用する。外出時は、サンダルは避け、両手が使えるリュックサックや斜めがけの鞄などがよい。

認知障害と転倒

レビー小体型認知症の人の転倒は、パーキンソン症状のみならず、認知障害から引き起こされることも少なくない。注意力や判断力は危険を察知する能力であり、認知機能の低下は転倒に結びつく。また、複数の事柄に意識・注意を向けること（「注意分割能力」とよばれる）が難しくなるのも特徴であり、それが転倒につながることもある。したがって介護者は、歩いている最中に話しかけたり、後ろから声をかけたりすることは避けたほうが望ましい。特に夕刻や夜間は認知機能の低下をきたしやすいので、注意が必要となる。

さらに、繰り返し述べてきたとおり、レビー小体型認知症の人はとりわけ視覚認知にまつわる障害が顕著である。距離がつかめない、変形して見える、ないものが見える、錯覚するなど、歩行を行ううえでさまざまな視覚的ハードルを伴う。平面と段差の区別が難しければ、つまずいたり転んだりすることが多くなるのは当然である。

したがって、家屋の中においては、廊下や階段、風呂場などを中心に、なるべく視覚認知障害を生じさせないような手立てが必要となる。たとえば、障害に応じて壁や床などの色彩・照度・形状・模様・目印などを工夫してみる。必要な場合は、手すりなどの補助具を取り入れるのもよいだろう。

起立性低血圧を予防する

自律神経症状の1つであり、立ちくらみや失神をもたらす「起立性低血圧」は、レビー小体型認知症の人にとりわけ多くみられる。抗パーキンソン病薬の副作用として起こることもある。

一般に、血圧が下がりやすい状況は、起床時・食後・風呂上がり・排便時・飲酒時・夏場などである。こうした場面では注意が必要だ。具体的対策としては、立ち上がる際はゆっくり時間をかけながら姿勢を変えるようにするのが基本だ。なお、目の前が暗くなった場合(「眼前暗黒感《がんぜんあんこくかん》」という)には、速やかにうずくまる。

横になっている時間が長くなると、身体における循環血液量が低下し、起き上がったときに低血圧をきたしやすいので、日中はなるべく活動的に過ごすようにする。夜間の睡眠時は頭部を高くしておくとよい。ベッドから起き上がる際は、まず脚だけを1分間ほど床へ下ろしたり、ベッド脇に腰掛けたまま脚の上げ下げや足踏みを行う。

起立性低血圧は食後に起こる場合も少なくない(これは「食後低血圧」とよばれる)。消化に伴って血液が胃腸などに集まり、脳が虚血状態《きょけつじょうたい》になるからである。そのため、食後は急に立ち上がらず、安静にすることが望ましい。食生活においてはアルコールを控え、塩分やカフェインなどを摂取することが有効なこともある。また、食事は少しずつ複数回に分けるようにし、一度に大量に摂ることは避ける。

その他、脚を締めつけて血流を調整する市販の「弾性《だんせい》ストッキング」を着用するという方法もある。

薬の影響をよく観察

よくも悪くも、薬によって大きな影響を受けるのがレビー小体型認知症である。とりわけ抗精神病薬《こうせいしんびょうやく》による副作用には注意が必要だ。抗精神病薬では「悪性症候群＊」といわれる重篤《じゅうとく》な状況をもたらすこともまれにある。また、薬剤過敏性により、風邪薬や胃薬で具合が悪くなる例もあるため、原則は、余計な薬は飲まないようにすることである。

薬の追加・増量・変更・中止などがあった際は、介護者はどのような変化があったかを十分に観察・記録し、きちんと医師に伝えることが大切だ。その場合、「右脚が前に出にくくなった」「ちょっとしたことで怒る回数が2〜3倍増えた」「家族の名前を言えなくなっ

＊悪性症候群
抗精神病薬を初めて投与されたときや抗パーキンソン病薬を急に中止したときなどに起こる重篤な副作用。筋肉運動や体温調節機能に障害をきたす。高熱・筋肉硬直・頻脈・意識障害など、重症の場合は死に至ることもある。原因は、ドパミンの作用を過剰に抑制してしまうことによる。

た」「昼食中、半分も食べずに眠ってしまった」など、できるかぎり具体的に把握しておく。もちろん、好変化がみられた場合も同じである。

「少し我慢して使ってみましょう」などと医師に言われ、薬を飲み続けることはよくあるが、症状の悪化や体調不良などがみられたら、速やかに報告・相談したほうがよい。場合によっては、介護者の判断で服用を中断することも必要となる。なぜなら、本人の状態を一番よく知っていて、常に変化を把握できる立場にいるのは介護者だからだ。

いずれにしても、介護者は盲目的に医師に任せるのではなく、十分なコミュニケーションをはかりながら、処方ならびに生活をともに考えていくことが大事である。そのためには、事実を正確に述べたり、気持ちや意向をきちんと伝える術を身に付けることが第一に必要だろう。

終末期と胃ろう

高齢者の主な死因は、がん、心臓疾患、脳血管疾患、肺炎、多臓器不全などである。病気が特定できない場合は俗に「老衰」とよばれる。認知症の人が亡くなる原因もこれと同様で、認知症という病気そのものが死因となることはない。ただし、認知症の人の寿命が一般の人と比べて短い、すなわち認知症が死期を早める一因となっていることは確かだ。

アルツハイマー型認知症の場合、重度（末期）になると、食べ物や唾液をうまく飲み込めなくなる「嚥下障害《えんげしょうがい》」が頻繁に起こってくる。そのため、むせたり、窒息したり、または誤嚥性肺炎《ごえんせいはいえん》（口腔内の細菌や食べ物が気管に入ることによる肺炎）を生じたりする。レビー小体型認知症の場合、錐体外路症状《すいたいがいろしょうじょう》【136頁参照】をきたすため、それ以上に嚥下障害の頻度が高く、中期でも誤嚥性肺炎で亡くなるケースが少なくない。

口から食べることが難しくなったとき選択を迫られるのが「胃ろう」の設置である。胃ろうとは、経口摂取が困難な人に対し、人為的に皮膚と胃に孔《あな》を作り、チューブを留置し、水分・栄養を注入する装置だ。ＰＥＧ《ペグ》ともよばれ、国内では約30万人が使用しているとの推計がある。

胃ろうは、一時的な人工栄養によって病状を回復させるのに役立つ場合がある。回復後は胃ろうを取り外し、再び口から食べることが可能になる人もいる。一方で、終末期や認知症の人への造設には〝本人が望まない延命〟として批判も多い。また、昨今、胃ろうによるデメリット（肺炎のリスクは減らないなど）についても明らかになっている。

胃ろう

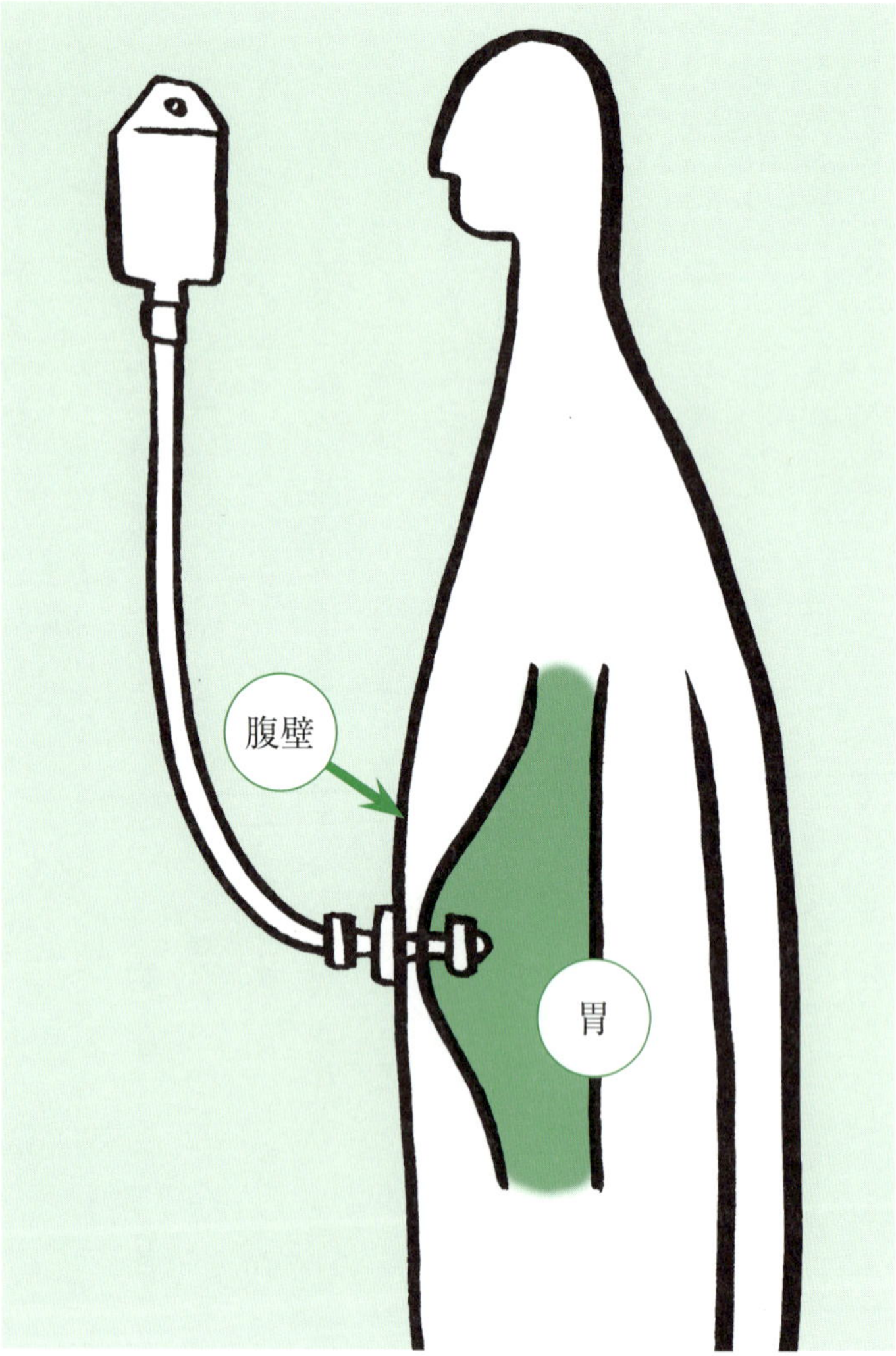

レビー小体型認知症の人にとっても、胃ろうを造設するか否かは、いずれ判断を迫られる大きな問題である。そのときに慌てたり後悔したりしないためにも、胃ろうに関する確かな知識を得ておくとともに、終末期をどのように迎えたいのか、本人ならびに家族で十分話し合っておくことが大切だ。

column

交感神経と副交感神経

自律神経は、“活動する神経・昼の神経”といわれる「交感神経」と、“休む神経・夜の神経”とよばれる「副交感神経」の相反する2つで成り立っている。

交感神経は、主に日中の活動的なときや緊張しているときにはたらき、エネルギーを消費する。一方、副交感神経は、主に夜間、体の緊張をゆるめ、休息させるようにはたらき、エネルギーを蓄めこむ。

通常、交感神経と副交感神経は、必要に応じてスイッチを切り替えるようにバランスを保つことで、瞳孔《どうこう》、唾液、心臓、血管、気管、胃、肝臓、膀胱《ぼうこう》、皮膚、汗腺《かんせん》などの各器官の機能調整をはかっている。

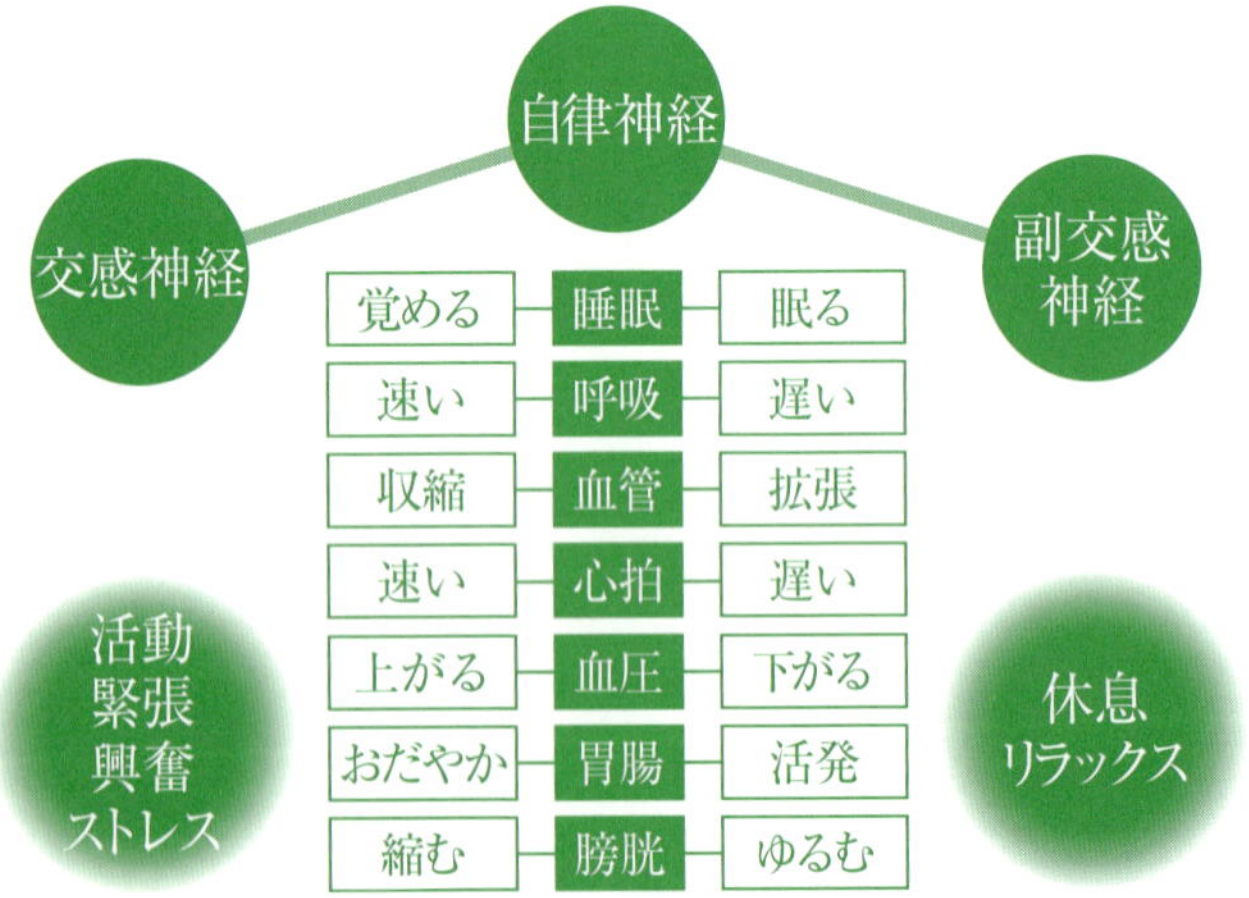

3 相談機関や制度・サービスを利用する

家族をサポートする「支える会」

認知症または介護に関する悩みや疑問には、全国各地にある「認知症の人と家族の会」「認知症コールセンター」「地域包括支援センター」などが相談にのってくれる。役場の高齢福祉課などの部署も窓口となっている。ただし、レビー小体型認知症に限っていえば、当事者に対するサポートは十分ではない。アルツハイマー型認知症と違い、レビー小体型認知症については、担当者が相談に対応できるだけの知識をもっていないことが多いからだ。また、知識を身に付けていたとしても、レビー小体型認知症の人が必要とする社会資源（専門病院や専門の介護サービスなど）が極めて少ないため、家族の求めに応えられないのが現実である。

こうしたなか、筆者は、レビー小体型認知症に関する相談機関、および当事者同士が交流できる場を目的にした組織を２００８年に発足させた。「レビー小体型認知症家族を支える会」（以下、「支える会」）だ。

「支える会」は、本部（神奈川県横浜市）を拠点に、全国に12か所の支部を擁するボランティア組織である。父親をこの病気で亡くした経験をもつ看護師の宮田真由美氏が会長を務め、副会長には武田純子氏・長澤かほる氏が就いている。筆者は顧問として加わっている。会員資格に特別な定めはなく、家族介護者のみならず、レビー小体型認知症に関心をもつ介護職やケアマネジャーなども多数参加している。

「支える会」は、会員・非会員を問わず、レビー小体型認知症に関する電話相談（またはファクス）に応じる。質問・相談内容は、医療に関することと介護・生活にまつわることに大別できる。

医療的な事柄では、「どんな病気か知りたい」「専門の医師を紹介してほしい」「診断を受けていないが、レビー小体型認知症ではないだろうか」「医師の処方に疑問をもっている」などがあげられる。レビー小体型認知症の情報が少なく、専門医が極めて少ない現状では、切実な悩みや問い合わせが多い。

介護・生活面に関しては、「これからの介護・生活をどうしていけばよいのか」「幻視の対応を教えてほしい」「専門施設を紹介してほしい」「他の人の介護方法を知りたい」などの声が多く届く。なかには、切羽詰まった様子で、「これからどうなっていくのか不安」「心が晴れるときがない」「もう限界」といった心情を吐露する人もいる。

電話相談と並び、「支える会」の活動の大きな柱には「交流会」がある。本部では、会

レビー小体型認知症
家族を支える会
ホームページ

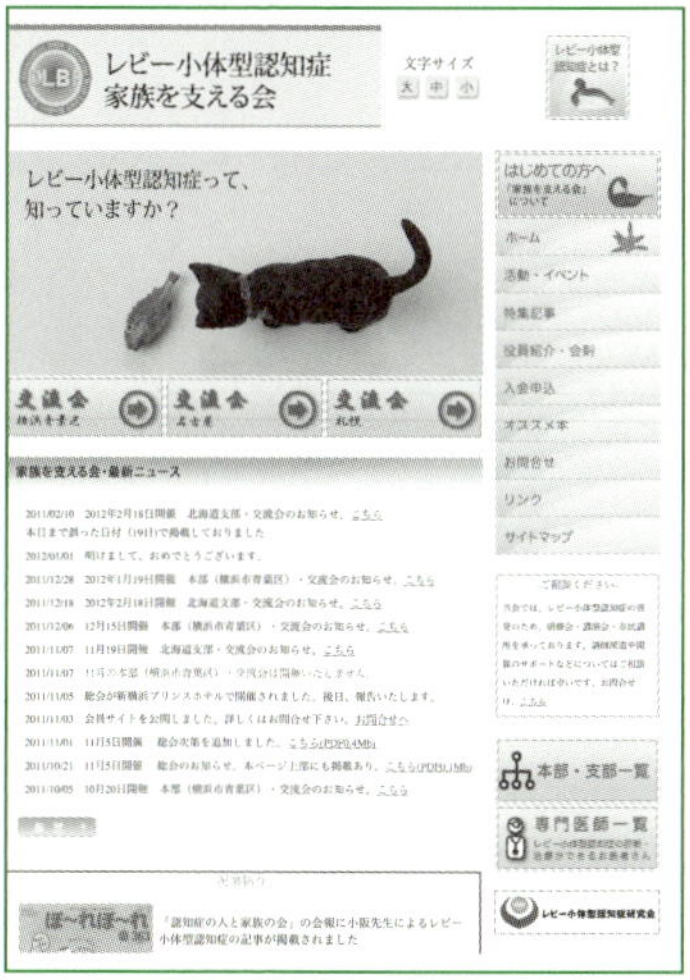

議室を利用して毎月1回行っている。毎回、30～40名の家族や専門職が関東近県から集うが、なかには関西や東北から足を運んでくる人もいる。筆者もほぼ毎回参加している。

交流会は、とりわけテーマを設定して進行するということはない。参加者の自由な発言のもと、情報交換（ときには感情的なやりとりなど）を行う。参加者には、「他者に自分の辛くて困難な体験を聴いてほしい」というニーズをもっている人も少なくない。そのため、ときに感極まったり、我を忘れて語ったりする場面もみられる。一方で、「他者の貴重な体験に耳を傾けたい」という参加者もある。他者の話を聴くことによって、「苦労しているのは自分だけではない」と感じたり、介護のヒントなどを得たりできるのが非常に大きい。

参加者による介護上の悩みで散見されるのが、「病気や症状を受け入れることができない」といったものである。親あるいは配偶者が、ないものを見えると言ったり、怒りっぽくなったり、さまざまなことが自分でできなくなったりしていく。そうした姿をどうしても認めることができずに家族は本人を責めたり、失望したり、あるいは自己嫌悪に陥る。このような場合、交流会を通じて、「本人のせいではない」「病気がそうさせること」「本人も困っている」という〝とらえ方の転換〟をいかにできるかがカギとなる。

主な相談内容

医療	病気について知りたい
	専門の医師を紹介してほしい
	レビー小体型認知症と診断はされていないが、そうではないか
	現在受けている治療方法でよいのか不安
	この先、病気・症状がどうなっていくのか
	受診を嫌がる本人をどう説得したらよいのか
	セカンドオピニオンについて
	薬でいっこうによくならない(逆に悪くなってしまった)
	胃ろうを勧められているが、どうしたらよいのか
介護・生活	介護方法が知りたい
	幻視の対応方法を知りたい
	他の人がどういうふうに生活・介護しているのか
	これからの生活設計について
	専門的な介護を受けられる施設を紹介してほしい
	グループホームでの生活が難しくなってきた
	介護に疲れてしまった
その他	他の地域に家族会はないのか(つくってほしい)
	同じ境遇をもつ仲間がほしい

ある家族からの手紙

私はレビー小体型認知症の父親の介護経験があります。
といっても、今月で父が他界して2年になりますが、
最近になってテレビなどで見て初めて病名が
レビー小体型認知症だったのだと判断しました。
当時は病院のMRIでは認知症と診断されず、
病名もわからないまま病状が進み、助けてくれる人もいなく、
介護で家族が疲れ果ててしまいました。
福祉施設にも受け入れてもらえず、
最終的には別の病院へ入院しましたが、
通常の2～3倍の抗精神病薬を投与される毎日。
そして、日に日に病状が悪くなるのをただ見ているだけ……。
最後は体がガチガチになり、喉を詰まらせ、そのまま亡くなりました。
担当の先生は、認知症が急激に進行した原因はわからないとのことでした。

父が亡くなってもうすぐ2年。
本当にこれでよかったのか？
私が父のためにしてきたことは正しかったのか？
違う先生や病院だったら、改善したりもっと長生きできなかったのか？
そう自問したり自分を責めたりしているなか、
最近のテレビでレビー小体型認知症のことを知り、
関連の本を読んで、初めて父がこの病気だったんだと理解しました。
なぜ病院の先生なのに正しい病名がわからなかったのか……。
もっとこの病気を知ってもらう必要があると思いますし、
誰も助けてくれる人がいないなど、
周りにも自分と同じ境遇にある人がきっといるはずです。
私は少しでもその方たちの援助や協力ができればと思い、
入会を決意しました。
それが亡き父への償いだと思っています。

その他、交流会では医師への不満・不信を募らせている人も少なくない。そうした思いを共有することで、医師の指示がすべて正しいわけではないことや、他の病院・治療の選択肢があることなどを知り、希望が見つかる場合もある。

難病の認定は可能か

パーキンソン病の人は、申請により「特定疾患」の患者として認定されれば、医療の費用扶助を受けることができる。特定疾患とは、いわゆる「難病」のことで、国では１３０の疾患を特定している（２００９年現在）。レビー小体型認知症はこれに指定されていない。

難病情報センターによると、２０１０年度、パーキンソン病で受給者証の交付を受けた数は、全国で10万６６３７件にのぼる（件数には、類縁疾患《るいえんしっかん》である進行性核上性麻痺《しんこうせいかくじょうせいまひ》と大脳《だいのう》皮質基底核変性症《ひしつきていかくへんせいしょう》を含む）。

認定条件であるパーキンソン病のレベルは、「ホーン・ヤールの重症度分類＊」におけるステージ3以上で、「生活機能障害度＊＊」において2度以上と定められている。この条件をもとに主治医ならびに認定審査会の決定を経て、「特定疾患医療受給者証」が交付されれば、経済的優遇が得られることになる。具体的には、所得状況に応じた治療費の自己負担限度額が設定される。

さて、レビー小体型認知症の人がこの制度を利用できるのだろうか。結論をいえば、「パーキンソン病」の診断を受けることが条件であり、たとえばレビー小体型認知症の診断後、パーキンソン症状が顕著になったとしても、認定を得ることは難しい。つまり、この特定疾患の制度はあくまで「パーキンソン病」に対して認められるのであって、「パーキンソン症状」に対してではない。

ただし、診断をつける、つまり制度を利用できるかどうかの決定をくだすのは主治医と認定審査会であり、医師の判断・裁量によるところが大きい。たとえば、レビー小体型認知症であっても、「パーキンソン病に認知症を伴っている」と医師が診断すれば、認可される可能性はある。

＊ホーン・ヤールの重症度分類

パーキンソン病の運動症状の程度を表すのによく用いられる指標。片側のみに症状がみられる「ステージ1」から、車いすあるいは臥床状態の「ステージ5」まで5段階に分類されている。パーキンソン病においては、発症後10年経過すると、多くの人は「ステージ3」（姿勢反射障害がみられる）以上になる。

＊＊生活機能障害度

厚生労働省によるパーキンソン病の指標。日常生活動作における介助の有無によって3段階に分けられている。1度は「日常生活・通院にほとんど介助を要しない」、2度は「日常生活・通院に部分的介助を要する」、3度は「日常生活に全面的介助を要し、独力では歩行起立不能」とされる。

介護保険サービスを利用する

介護保険制度は、介護を必要とする65歳以上の高齢者が、各人の介護必要度（これを「要介護度」という）に応じて、介護サービスを1割の負担額にて利用できるものである。65歳未満であっても、レビー小体型認知症を含む認知症全般、ならびにパーキンソン病などは利用対象となる（ただし40歳以上）。

代表的な介護保険サービスには、在宅者向けの「ホームヘルプ」「デイサービス」「ショートステイ」「訪問入浴」「訪問看護」「小規模多機能型居宅介護」などがある。施設入居型としては、「特別養護老人ホーム」「介護老人保健施設」「グループホーム」などがあげられる。2012年度からは、介護職と看護師が24時間、必要とされるときに利用者宅を訪問するサービスも新設された。

認知症の人に特化した（認知症でなければ利用できない）サービスには「認知症デイサービス」と「グループホーム」がある。認知症デイサービスは、「認知症対応型通所介護」を正式名称とし、自宅から通って日中を過ごす場である。そこでは、体操やレクリエーション、食事、入浴、外出などが行われる。一方、グループホームは、制度名を「認知症対応型共同生活介護」という。個室とリビングを設えた家庭的な環境の下、5〜9人の認知症の人が介護職のサポートを受けながら生活する入居施設だ［043頁参照］。

レビー小体型認知症の人たちは、必要に応じてこうした各種の介護保険サービスを利用している。先にあげた在宅ならびに施設サービスが主だが、パーキンソン症状をかかえている人には、体操やリハビリなどを積極的に取り入れているデイサービス・デイケアなどが人気だ。また、「住宅改修」、理学療法士による「訪問リハビリテーション」、専用浴槽を自宅に運び込んで行う「訪問入浴」などを利用する人も多い。

なお、介護保険ではなく、医療保険を使うことのできる在宅サービスとしては、「訪問診療」「訪問歯科診療」「訪問マッサージ」などがある。

在宅介護を上手に続けるために

誰もが住み慣れた自宅・地域で暮らし続けたいと願っている。けれども、家族が自宅で認知症の人を介護していくには、心身の苦労が少なからず伴う。寝たきりの人の介護と異なり、認知症の症状はいつ現れるか予測不能なところがあり、介護者側の都合など考慮してくれない。また、認知症やその介護に対しては社会や周囲の無理解も存在する。そのため、介護者は負担と孤独とに押しつぶされそうになる。介護のすべてを身内で担おうなどと考えてはいけない。介護サービスなどを効果的に使い、上手に〝手抜き〟をしながら介護していくことが長続きのコツだ。

介護保険制度においては、「ケアマネジャー」(介護支援専門員)がサービスのコーディネート役を務める。したがって、多種あるサービスのなかで何を利用するのか、またどのような使い方をするのかを、ケアマネジャーと十分に相談して決める。もちろん、レビー小体型認知症に理解のあるケアマネジャーが担当してくれるに越したことはない。

なお、レビー小体型認知症は状態や症状が多彩であるがゆえ、ニーズや目的はそれぞれに大きく異なる。したがって、たとえば、歩行能力を維持したい、妄想状態になる時間を減らしたい、刺激や社会的つながりがほしいというように、介護者は求めることや目標を具体的に描く必要がある。

いい施設を選ぶには

自宅での介護が難しくなれば、施設への入居を考慮する必要がでてくる。急な精神症状や身体疾患の治療が求められるときは入院という選択肢もあるが、病院は長期の、または〝社会的入院〟〝終《つい》の住処《すみか》〟としての生活の場とはいえない（現実は、他に行き場がなく、〝社会的入院〟をしている認知症の人は多い）。

前述したとおり、グループホームは認知症の人に限られた介護入居施設である。他に認知症の人が利用できる介護保険施設には「特別養護老人ホーム」「介護老人保健施設」「介護療養型医療施設」がある。これら3施設においても、入居者のおおよそ8割は認知症の人だといわれる。ただし、特別養護老人ホームは安価であるがゆえ、地域によっては待機者が多く、順番待ちが2~3年におよぶこともまれではない。こうした事情もあって、最近では民間企業が運営する「介護付き有料老人ホーム」や「サービス付き高齢者向け住宅」などが人気を集めている。

さて、介護施設はどのような基準で選んだらよいのだろうか。費用、場所、介護職の数と質、医療職の有無、居室環境、食事、施設の理念など、求めるポイントはさまざまにある。しかし、すべての条件を満たすことは困難であるため、そのなかできちんと優先順位をつけるより他ない。

見学に訪れた際には、既に入居している人に「この施設はいかがですか?」「職員さんはどうですか?」と尋ねてみるとよい。実情が把握できることも多い。また、「介護は人〝財〟」といわれるように、いきいきと働いている職員が多いほど、入居者に質の高い介護を提供している傾向にある。その意味で、離職率が高いような施設は避けたほうがよい。

なお、誤解している人も多いが、介護職が何もかも介助してくれる、あるいは〝上げ膳据え膳〟で食事が提供されるような施設が必ずしもよいとは限らない。「使わなければ使えなくなる」という言葉が示すように、ＡＤＬ（日常生活動作）をいつまでも維持したり、認知症が重度化していくのを防いだりするためには、頭も身体もできるだけ使い続ける必要がある。その意味で、「自分のできることは自分でする」を基本に、必要なサポートを必要な分だけ行う専門性をもった介護職に支えられている施設こそが、質が高いといえよう。

レビー小体型認知症の人だけを専門にした施設があれば理想だが、そうしたものは今のところ存在しない。したがって、必要条件として、他の入居者のなかにレビー小体型認知症の人がいるか、施設長や責任者がレビー小体型認知症に関する知識を有しているか、介護職に必要な研修が行われているかなどを考慮に入れたい。

part Ⅵ

レビー小体型認知症をめぐる課題

潜在者が大多数を占める

レビー小体《しょうたい》型《がた》認《にん》知《ち》症《しょう》の人は日本に少なくとも64万人以上いるとの推計があるが、そのうちの圧倒的多数はそうと診断されずにいる人たちである。つまり〝潜在者〟が大部分を占めている。いうまでもなくその理由は、この病気を知らない医師がまだ多いからだ。

「認知症の人と家族の会」という認知症の家族介護者の全国組織がある。会に所属している家族は、自宅で認知症の人の介護にあたっている人が多い。当会が行った調査（「２０１０年度・認知症の人と家族の暮らしに関するアンケート調査」）によれば、計１０４７名中、レビー小体型認知症の診断を受けている人は38名（３・６％）しかいない（１位はアルツハイマー型認知症で62・８％、２位は脳血管性認知症の13・０％）。

また、全国の特別養護老人ホーム（以下、特養という）で認知症について調べた報告もある（全国老人福祉施設協議会、２０１０年11月～２０１１年１月）。国内の特養２３０か所・計１１４３名の認知症の人（認知症日常生活自立度＊がⅡ以上）を把握したところ、レビー小体型認知症の診断を得ている人はわずか１・０％であった。もっとも、原因疾患が特定されていない認知症の人が最多数（38・8％）を占めているとともに、アルツハイマー型認知症でさえも32・5％というのはいささか少なすぎる。このことからわかるのは、特養においては、入居前の診断情報が入居後に引き継がれたり、入居直前あるいは入居後に再診断を受けたりする体制が欠けているという点だ。ともかく、特養の入居者を正確に診断すれば、2割近くの人がおそらくレビー小体型認知症と認められるであろう。

このように、自宅または施設といった場を問わず、レビー小体型認知症と診断されることなく（知ることもなく）生活している人たちが数多く存在する。この状況は、認知症の人の〝受け皿〟の1つとなっている精神科病院においても大差ないと思われる（ちなみに、認知症の入院者は全国で7万5000人おり、そのうち7割が精神科病棟にいる）。

なお、誤診されているレビー小体型認知症の人も少なくない現状については、すでに述

＊認知症日常生活自立度
認知症の程度とそれに伴う日常生活の自立度を示す指標。介護保険の要介護認定では、認定調査や主治医意見書においてこれが用いられる。Ⅰ～Ⅳ、ならびにMの5ランクに分類されている。

特別養護老人ホームにおける認知症の診断名

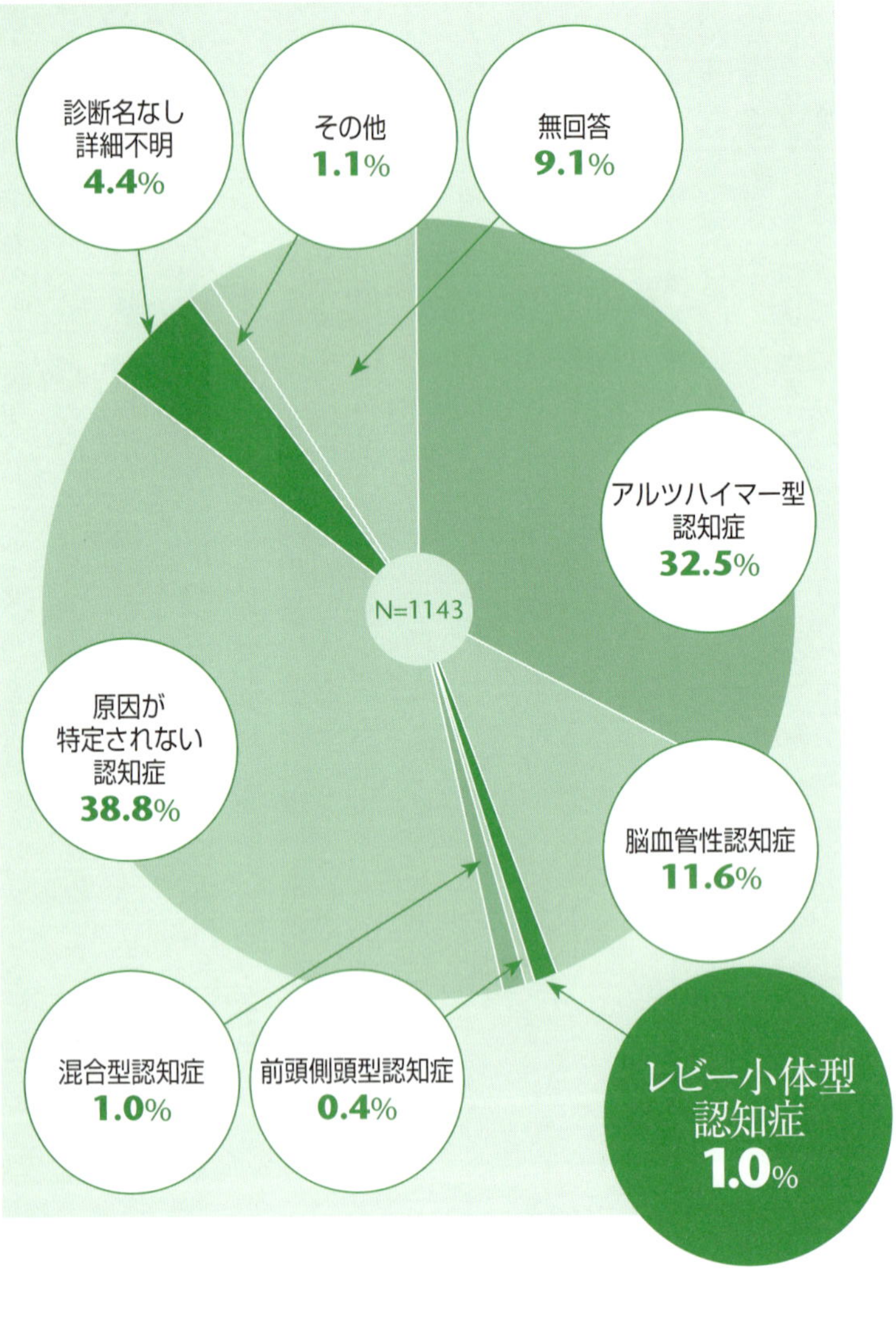

べたとおりである。

医師を増やせ

現在、日本でレビー小体型認知症について十分な知識・技術を有している医師はどのくらいいるのだろうか。

筆者は、2007年より「レビー小体型認知症研究会」を主宰し、レビー小体型認知症に関心のある全国の医師たちとともに研究活動を続けている。現在、当研究会に所属している医師は約220名にのぼる。精神科医と神経内科医が中心で、他に脳神経外科・老年科・内科などの医師も加わっている。確かに、当研究会のメンバーだけでなく、全国にはレビー小体型認知症に関して一定レベルの知識と診断・治療技術を備えている医師は存在するが、まだまだ圧倒的に数が足りないのが実情である。

認知症を主な研究対象としている学術団体には、精神科医を中心とした「日本老年精神医学会」や、神経内科医が中心の「日本認知症学会」がある。それ以外に「アルツハイマー病研究会」という組織もある。日本老年精神医学会ならびに日本認知症学会ではそれぞれ「専門医」の養成を行っているが、認定されている医師は両者を合わせても約1000名ほどである（2つの専門医資格を併せもつ者を含む）。また、専門医であっても、古くに認定を受けた医師のなかには、レビー小体型認知症についてあまり知識をもっていない者もいる。

日本においてこれほどまでに増えた認知症の人は、今や専門外来だけでなく、耳鼻科や皮膚科、整形外科など、いろいろな科やクリニックを訪れるようになっている。その意味で、認知症を専門外とする医師も、好むと好まざるとにかかわらず、認知症について一定の知識が必要とされる時代だといえよう。そして、アルツハイマー型認知症に関して知識のある医師でも、レビー小体型認知症については知らない者が多くを占める現状においては、とりもなおさず医師への啓発が急務といえる。

いずれにしても、精神医学・神経学・老年医学などの専門領域の医師はもちろんのこと、一般の医師においても、今後レビー小体型認知症を避けては通れなくなる。その意味で、徐々にレビー小体型認知症に明るい医師が増えていくのは間違いないと思われる。しかしながら今の状況においては、診断・治療を求めている人の数とそれを担う医師の数との〝需給〟に相当な格差があるといわざるをえない。

アリセプトに保険適応を

すでに述べたが、認知症薬の「アリセプト」（一般名・ドネペジル）は、薬事法上、アルツハイマー型認知症に承認された薬である。そのため、原則として、レビー小体型認知症に用いれば「適応外処方*」となる。したがって、レビー小体型認知症は、〝表向き〟のレセプト（診療報酬明細書）においてはアルツハイマー型認知症という診断名のもとに用いられているのが現状である。

2010年、筆者らはアリセプトについてレビー小体型認知症150例の第二相臨床試験を行った。予想どおりの好結果が得られた。これをもとに、「日本老年精神医学会」「日

*適応外処方
医薬品を承認内容以外の目的で使用すること。その場合、自由診療扱いとなり、保険診療とは併用できない。一部例外もある。

本認知症学会」「認知症の人と家族の会」「レビー小体型認知症家族を支える会」の各団体は、保険適応を求める要望書を提出している。それに対し、厚生労働省は「公知性《こうちせい》」（世界的に認められているか否か）の点から慣例どおり第三相試験の実施を求めてきた。こうしたプロセスを経て、筆者らは現在、第三相試験を終えたところだ。

繰り返しになるが、アリセプトはアルツハイマー型認知症以上にレビー小体型認知症に効果的な薬だ。もちろん専門医はそれを熟知しているが、他の多くの医師は保険適応がないことから用いようとはしない。おそらく、２０１３年には医療保険の適応が公認されると予想されるが、レビー小体型認知症の当事者はもちろんのこと、診療を担う医師のためにも、早くそれが実現されることを願ってやまない。

column

早期発見の夢

アルツハイマー型認知症においては、原因とされるアミロイドβ《ベータ》蛋白《たんぱく》の沈着を発病以前に把握し、早期発見につなげようと、研究開発が行われている。「アミロイドイメージング」とよばれるものだ。近い将来、誰もが「脳ドック」にて、自分がこの先アルツハイマー型認知症になるかどうか確かめることができるようになるかもしれない。

一方、レビー小体型認知症の場合、早期発見という観点からもっとも可能性が高いといわれているのが、「嗅球検査《きゅうきゅうけんさ》」だ。嗅覚が低下している人ほど、レビー小体型認知症の発病の可能性が高いのではないかと推察されている。

また、レビー小体の主成分であるα《アルファ》シヌクレインを脳脊髄液から検知できれば、早期発見が可能になるのではないかと期待され、現在、研究が進められている。それをさらに発展させて、血液中の検知へ応用することも考えられているところだ。

その他、皮膚や腸管粘膜・鼻粘膜からαシヌクレインを確認する方法にも目が向けられている。実際、皮膚組織内におけるαシヌクレインの存在は、レビー小体型認知症の人の70%において確認できたという報告がある。

このように、レビー小体型認知症の早期発見に関してはさまざまなアプローチが試みられている。

8● McKeith I.G, Dickson D.W, Lowe J, et al: Diagnosis and management of dementia with Lewy bodies. Third report of the DLB Consortium.Neurology 65: 1863-1872, 2005

9● 小阪憲司: DLBの初期診断. Modern Physician 26: 1869-1871, 2006

10● 小阪憲司: レビー小体型認知症の発見から現在まで——臨床診断基準改訂版を含めて. 精神医学 49: 685-689, 2007

11● 小阪憲司: レビー小体型認知症と抑肝散. Geriatric Medicine 46: 235-238, 2008

12● 小阪憲司: 最近のレビー小体病の概念. 神経心理学 24: 230-234, 2008

13● 小阪憲司: Lewy小体型認知症. 日本臨床 67: 255-258, 2009

14● 小阪憲司: 知っていますか? レビー小体型認知症. メディカ出版. 2009

15● 小阪憲司, 池田学: レビー小体型認知症の臨床. 医学書院. 2010

16● 小阪憲司, 羽田野政治: レビー小体型認知症の介護がわかるガイドブック. メディカ出版. 2010

17● 小阪憲司: レビー小体型認知症の臨床診断基準——次期改訂に向けて. 老年精神医学雑誌 22(2): 133-138, 2011

18● 小阪憲司: レビー小体型認知症の臨床診断基準と診断のポイント. Clinical Neuroscience 29(3): 323-325, 2011

19● 小阪憲司, 織茂智之: 「パーキンソン病」「レビー小体型認知症」がわかるQAブック. メディカ出版. 2011

参考文献

1●Kosaka K, Oyanagi S, Matsushita M, et al: Presenile dementia with Alzheimer-, Pick- and Lewy body changes. Acta Neuropathologica 36: 221-233, 1976

2●Kosaka K: Lewy bodies in cerebral cortex; report of three cases. Acta Neuropathologica 42: 127-134, 1978

3●Kosaka K, Mehraein P: Dementia-Parkinsonism syndrome with numerous Lewy bodies and senile plaques in cerebral cortex. Archiv fuer Psychiatrie und Nervenkrankheit 226: 241-250, 1979

4●小阪憲司, 松下正明, 小柳新策, Mehraein P: Lewy小体病の臨床病理学的研究. 精神神経学雑誌 82: 292-311, 1980

5●Kosaka K, Yoshimura M, Ikeda K, Budka H: Diffuse type of Lewy body disease. A progressive dementia with numerous cortical Lewy bodies and senile changes of various degree. A new disease? Clinical Neuropathology 3: 185-192, 1984

6●Kosaka K: Diffuse Lewy body disease in Japan. Journal of Neurology 237: 197-204, 1990

7●McKeith I.G, Galasko D, Kosaka K, et al: Consensus guidelines for the clinical and pathologic diagnosis of dementia with Lewy bodies(DLB). Neurology 47: 1113-1124, 1996

●改訂長谷川式簡易知能評価スケール

ICD-10●international statistical classification of diseases and related health problems●国際疾病分類(第10版)

iNPH●idiopathic normal pressure hydrocephalus ●特発性正常圧水頭症

JCS●Japan coma scale●ジャパンコーマスケール／3-3-9度方式

LB●Lewy bodies●レビー小体

LBD●Lewy body disease●レビー小体病

MCI●mild cognitive impairment●軽度認知障害

MIBG●3(meta)-iodobenzylguanidine ●メタヨードベンジルグアニジン／MIBG心筋シンチグラフィ

MMSE●mini mental state examination●ミニメンタルステート検査

MRI●magnetic resonance imaging●核磁気共鳴画像法

MSA●multiple system atrophy●多系統萎縮症

MSW●medical social worker●医療ソーシャルワーカー

OT●occupational therapist●作業療法士

PA●progressive nonfluent aphasia●進行性非流暢性失語

PD●Parkinson's disease●パーキンソン病

PDD●Parkinson's disease with dementia ●認知症を伴うパーキンソン病

PEG●percutaneous endoscopic gastrostomy ●ペグ／経皮内視鏡的胃ろう造設術

PET●positron emission tomography●ペット／陽電子放射断層撮影

関連略語一覧

ACh●acetylcholine●アセチルコリン

AChE●acetylcholinesterase●アセチルコリンエステラーゼ

AD●Alzheimer's disease●アルツハイマー病／アルツハイマー型認知症

ADL●activities of daily living●日常生活動作

ALS●amyotrophic lateral sclerosis●筋萎縮性側索硬化症

BPSD●behavioral and psychological symptoms of dementia ●認知症の行動と心理症状

CBD●cortico-basal degeneration●大脳皮質基底核変性症

CDLB●consortium on dementia with Lewy bodies ●レビー小体型認知症国際研究グループ

CDT●clock drawing test●時計描画テスト

CJD●Creutzfeldt-Jakob disease●クロイツフェルト･ヤコブ病

CT●computer tomography●コンピューター断層撮影法

DAT●dementia of the Alzheimer's type●アルツハイマー型認知症

DLB●dementia with Lewy bodies●レビー小体型認知症

DSM-IV●diagnostic and statistical manual of mental disorders, 4th edition●精神障害の診断と統計の手引き（第4版）

FAST●functional assessment staging of Alzheimer's disease ●アルツハイマー病の機能評価ステージ

FTD●frontotemporal dementia●前頭側頭型認知症

FTLD●frontotemporal lobar degeneration●前頭側頭葉変性症

GDS●geriatric depression scale●老年期うつ病評価尺度

HDS-R●Hasegawa's dementia scale, revised

VSRAD●voxel-based specific regional analysis system for Alzheimer's disease●早期アルツハイマー型認知症診断支援システム

WAM NET●welfare and medical service network system ●ワムネット

PNFA●PAに同じ

PSP●progressive supranuclear palsy●進行性核上性麻痺

PSW●psychiatric social worker●精神保健福祉士

PT●physical therapist●理学療法士

QOL●quality of life●生活の質

RBD●REM sleep behavior disorder●レム睡眠行動障害

REM sleep●repid eye movement sleep●レム睡眠

RI●radioisotope●ラジオアイソトープ／核医学(検査)

RO●reality orientation●リアリティー・オリエンテーション／現実見当識訓練

SARI●serotonin 2 antagonist and reuptake inhibitors●トリアゾロピリジン系抗うつ薬／セロトニン2受容体拮抗・再取り込み阻害薬

SD●semantic dementia●意味性認知症

SNRI●serotonin and norepinephrine reuptake inhibitors●セロトニン・ノルアドレナリン再取り込み阻害薬

SPECT●single photon emission computed tomography●スペクト／単一光子放射型コンピューター断層撮影

SSRI●selective serotonin reuptake inhibitors●選択的セロトニン再取り込み阻害薬

SW●social worker●ソーシャルワーカー

VaD●vascular dementia●脳血管性認知症

さくいん

A-Z

あ

か

た

レビー小体型認知症の関連団体

レビー小体型認知症研究会

〒225-0014神奈川県横浜市青葉区荏田西3-23-25
メディカルケアコートクリニック内
TEL045-914-7111
FAX045-914-7010
office@d-lewy.com
http://www.d-lewy.com

レビー小体型認知症家族を支える会

〒225-0014神奈川県横浜市青葉区荏田西3-30-4
株式会社よこはま夢倶楽部内
TEL045-914-7087
FAX045-914-7028
dlb@ywi.jp
http://www.dlbf.jp

レビー小体型認知症介護家族おしゃべり会

TEL03-3783-5440
FAX03-3783-5440
yururinletter@yahoo.co.jp
http://lewyfamilyoshaberikai.web.fc2.com

profile

著者
小阪憲司
Kosaka Kenji

精神科医。

1939年、三重県生まれ。金沢大学医学部卒業。

名古屋大学医学部精神医学教室講師、横浜市立大学医学部精神医学講座教授、
聖マリアンナ医学研究所所長、横浜ほうゆう病院院長などを経て、
現在、メディカルケアコートクリニック院長。

1976年以降の一連の研究にて、
世界で初めてレビー小体型認知症について明らかにした。

横浜市立大学名誉教授、レビー小体型認知症研究会代表世話人、
レビー小体型認知症家族を支える会顧問、若年認知症研究会代表世話人などを務める。

著書に『最新 認知症はここまで治る・防げる』[主婦と生活社]、

『知っていますか? レビー小体型認知症』

『レビー小体型認知症の介護がわかるガイドブック』

『「パーキンソン病」「レビー小体型認知症」がわかるQAブック』[メディカ出版]、

『レビー小体型認知症の臨床』[医学書院]、

『認知症の防ぎ方と介護のコツ』[角川マーケティング]、

『プライマリケア医の認知症診療入門セミナー』[新興医学出版社]などがある。

執筆協力者
尾崎純郎
Ozaki Junro

株式会社harunosora代表取締役・編集長、レビー小体型認知症研究会事務局長。

中央法規出版株式会社、株式会社メディカ出版を経て、現職。

これまで約20年にわたって、介護や認知症分野の編集者として、
数々の単行本・雑誌を手掛けてきた。

2004年には、認知症ケア専門誌「りんくる」を創刊し、編集長を務めた。

他に、日本老年行動科学会常任理事、NPO法人認知症ラボ理事。

junro.ozaki@gmail.com

第《だい》二《に》の認《にん》知《ち》症《しょう》

増《ふ》える レビー小《しょう》体《たい》型《がた》認《にん》知《ち》症《しょう》の今《いま》

2012年5月11日 第1刷発行
2012年6月15日 第2刷発行

著者●
小阪憲司
執筆協力者●
尾崎純郎

発行所●
株式会社紀伊國屋書店
東京都新宿区新宿3-17-7
出版部(編集)電話03-6910-0508
ホールセール部(営業)電話03-6910-0519
〒153-8504東京都目黒区下目黒3-7-10
装幀●日下充典
本文デザイン●KUSAKAHOUSE
本文イラストレーション●小峯聡子
印刷・製本●三松堂印刷株式会社

ISBN978-4-314-01088-7 C2047
Printed in Japan
定価は外装に表示してあります